T0209330

Den Kopf frei machen und so bleiben

Frederic Adler

Den Kopf frei machen und so bleiben

Anders denken und glücklich werden

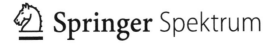

Frederic Adler
Institut für Medien, Wissen und
Kommunikation
Universität Augsburg
Augsburg
Deutschland

ISBN 978-3-642-41849-5   ISBN 978-3-642-41850-1 (eBook)
DOI 10.1007/978-3-642-41850-1

Die Deutsche Nationalbibliothek verzeichnet diese Publikation in der Deutschen Nationalbibliografie; detaillierte bibliografische Daten sind im Internet über http://dnb.d-nb.de abrufbar.

Springer Spektrum
© Springer-Verlag Berlin Heidelberg 2014

Planung und Lektorat: Marion Krämer, Sabine Bartels
Redaktion: Tatjana Strasser
Einbandentwurf: deblik, Berlin
Einbandabbildung: © Fotolia_40577178_Subscription_XXL

Gedruckt auf säurefreiem und chlorfrei gebleichtem Papier

Springer Spektrum ist eine Marke von Springer DE. Springer DE ist Teil der Fachverlagsgruppe Springer Science+Business Media.
www.springer-spektrum.de

Inhalt

1

Was Sie erwartet

Worin liegt der Erfolg von glücklichen Menschen, von solchen, die immer gute Laune haben? Muss wohl genetisch sein…!? Haben Sie sich einmal überlegt, warum die immer so gut drauf sind? Haben die etwas, was wir nicht haben? Muss doch so sein! Vielleicht sollte man genau so leben, wie diese Strahlemänner (und -frauen). Vielleicht aber auch nicht! Kennen Sie noch dieses „Positive thinking"? Kann man einfach positiv denken? Ja, aber nicht „einfach", und es ist auch nicht wichtig, dass man immer den „mentalen Weichspüler" hineinkippt. Wenn es also nicht darum geht, genau das zu machen, was die Ewig-Fröhlichen machen, nicht darum, das Gleiche zu haben und auch nicht darum positiv zu denken – worum geht es dann? Worin unterscheiden sich für Sie Zufriedenheit und Glück? Lassen Sie mich die Frage einmal anders stellen: Ist der Unterschied zwischen Zufriedenheit und Glück überhaupt wichtig? Führt Zufriedenheit nicht zu Glück? Aber da fehlt doch sicher noch einiges zur Zufriedenheit. Vielleicht aber auch nicht. Haben Sie sich schon einmal überlegt, was Sie brauchen, um glücklich zu sein? Fallen Ihnen da jetzt Geld, Beliebtheit, Ansehen, ein toller Job, ein tolles Zuhause, ein tolles Auto usw. ein? Was, wenn das eventuell gar nicht stimmt? Was, wenn Sie unbewusst schon da sind, wo Sie sein wollen?

Na, unsicher geworden? Oder klingt das nicht vielversprechend? Was wäre, wenn wir uns unsere Unzufriedenheit selbst konstruieren? Naja, das ist jetzt aber schon etwas weit hergeholt. Wie soll man denn so etwas wie „Unzufriedenheit" konstruieren? Die Psychologie hat eine Antwort darauf, auch wenn es hier nicht darum geht, dass wir uns selbst unglücklich machen. In der Psychologie geht es darum, dass wir unsere Welt selbst konstruieren. Die ganze Welt? Aber die ist doch wie sie ist – da gibt es nichts zu interpretieren! Aber was, wenn doch? Machen wir einmal ein Experiment: Ich behaupte, dass Sie nur umdenken müssen – sich obenrum frei machen. Mein Ziel ist es, Ihnen bei diesem Experiment zu zeigen, dass Sie nur einen Schritt zurücktreten müssen, um zu sehen, wie ein glückliches Leben aussieht. Kein vollkommenes Leben, aber das meiste ist vielleicht schon da. Meine Behauptung ist, dass wir uns unser Leben unbewusst schlecht machen. Die einfache Lösung wäre, dann einfach damit aufzuhören. Ich behaupte auch, dass wir unbewusst schon gut leben oder zumindest wüssten, wie das gehen soll – aber es aus verschiedenen Gründen nicht können. Und? Haben Sie Lust auf so ein Experiment?

Ratgeber zu einem besseren Leben gibt es viele. Allerdings liefern diese meist fertige Konzepte, und es bleibt offen, ob das jeweilige Konzept der Heilsbringer ist oder wieder nur ein weiterer Versuch. Mit „Glücks-Konzepten" ist es wie mit der Befriedigung durch Konsum: Sie versprechen Glück, wenn man etwas tut oder etwas hat. Das Buch führt in eine vollkommen andere Denkweise ein: Es geht darum, nicht etwas zu tun, sondern darum zu erkennen, was wichtig ist und dann Entscheidungen zu treffen, eigene Entscheidungen! Dieses Buch soll Sie zu einem großen Teil kritischer machen und Ihnen helfen, sehr bewusst Entscheidungen zu treffen – und zwar *Ihre eigenen Entscheidungen.*

Überlegen Sie doch einmal kurz, warum Sie sich die Bücher zu diesen Themen anschauen… Wahrscheinlich sind Sie aus irgendeinem Grund unzufrieden oder gar unglücklich. Dass es sehr viele Bücher zu diesem Problem gibt, zeigt Ihnen, dass Sie mit diesem Gefühl nicht allein sind und dass bereits viele Autoren hierfür eine Lösung parat haben. Wahrscheinlich haben Sie sich auch schon mit mehreren verschiedenen Büchern auseinandergesetzt, konnten aber offenbar nicht den erwünschten Erfolg erreichen. Wenn das so ist, sollten Sie der Sache auf den Grund gehen. Genau darum geht es in diesem Buch! Vielleicht haben Sie es schon mit verschiedenen Religionen versucht – oder eher nicht, weil dieses Buch sicherlich nicht in der Nähe religiöser Schriften steht. Auch verschiedene esoterische Ansätze oder Gesundheitstrends wie Meditation oder Yoga in den vielfältigsten Formen sind wahrscheinlich relativ spurlos an Ihnen vorbeigegangen.

Aber warum ist das so?

Ich behaupte – ganz dreist –, dass Sie Ihr Unbehagen schwer in Worte fassen können oder schon etliche Deutungen ersonnen haben, ohne Klarheit zu gewinnen. Dass Ihnen viele Bücher auf diesem Weg nicht geholfen haben, ist wenig überraschend: Vielleicht waren all die Auswege einfach nicht das Richtige für Sie, vielleicht haben diese Lösungen einfach nicht zu Ihrem Problem gepasst. Sie haben quasi Antworten gefunden, ohne die genauen Fragen zu kennen.

Dieses Buch geht einen anderen Weg. Es soll Ihnen nicht sagen, wie Sie sich verhalten sollen, um „glücklicher" zu werden. Es soll Ihnen zeigen wie man anders denken kann und sich von störenden Einflüssen befreien kann! Es ist nur ein Reiseführer, wie die Reise aussieht bleibt bei Ihnen und hängt von Ihnen ab. Deshalb ist es nun Zeit für Ihre erste kleine Herausforderung: Wohin soll Ihre Reise gehen? Und was denken Sie brauchen Sie für Ihre Reise: Ein all-inclusive Angebot mit vorgebuchten Hotels und Ausflügen? Das geht sehr schnell und ist einfach! Oder darf es eher eine Individualreise sein? Das wird in der Vorbereitung etwas mühsam. Und bei beiden ist nicht gewiss, ob Ihnen die Reise am Ende gefallen wird.

Ein paar Sachen in diesem Buch sind Ihnen vielleicht schon bekannt, zumindest sind es keine revolutionär neuen Konzepte. Aber überlegen Sie doch einmal: Alles muss immer neu, neuer, am neuesten sein und das immer schneller und spektakulärer. Aber wie viel von diesem Neuen hält seine Versprechen? Wie viel glücklicher ist man, wenn sich immer alles ändert? Wenn Sie jetzt denken, dass sich das wenig überzeugend anhört oder sogar konservativ ist, dann haben Sie ganz spontan und unbewusst so reagiert, wie das heutzutage gern gesehen wird! Beispielsweise sollten Sie sich nicht mit einem Fernseher begnügen, der schon über ein Jahr alt ist – es gibt doch jetzt viele tollere Fernseher. Oder warum sollten die neuen, ultra-modernen Umstrukturierungen an Ihrem Arbeitsplatz nicht ständig wieder über den Haufen geworfen werden und Ihnen damit einen Berg zusätzlicher Arbeit bescheren – wir wollen uns doch nicht beklagen!

Stellen Sie sich also doch kurz einmal die Frage, ob es wirklich ein bahnbrechendes Versprechen von völlig Neuem, Modernem und so noch nirgends Bekanntem braucht. Halten diese unfassbar neuen Konzepte (besonders gerne auch aus den USA!) ihre Versprechen? Die Frage müssen Sie sich leider selbst beantworten. Im besten Fall denken Sie gerade immer noch ein bisschen darüber nach, wie das mit dem immer Neuen Ihrer Meinung nach ist. Jetzt ist tatsächlich neu, dass Sie nicht einfach nach dem Neuen greifen, sondern es hoffentlich in Frage stellen. Sie reagieren nicht, sondern sind gerade dabei, bewusst zu entscheiden. Aber für Sie sollte noch etwas anders sein: Sie stellen gerade einen sehr wichtigen, gesellschaftlichen Mythos – oder vielleicht schon eine Ideologie – infrage: „Neu ist besser". Wie fühlt sich das an? Wenn Sie tatsächlich begonnen haben, zu überlegen ob neu immer besser ist, dann ist das nicht nur ein kleines Gedankenspiel, sondern ein wichtiges Prinzip für Ihr ganzes Leben: Wenn Sie beginnen, solche reflexartigen Denkweisen zu erkennen und dann einen Schritt zurücktreten und überlegen, ob das wirklich das ist, was Sie denken, dann haben Sie ein wichtiges Werkzeug entdeckt, dass Sie auf viele Situationen anwenden können. Fühlen Sie sich vielleicht schon viel unabhängiger und weniger ohnmächtig?

Vielleicht sind Sie auch noch skeptisch. Aber das ist sehr gut: Bleiben Sie kritisch und verlangen Sie, dass man Sie schon noch etwas mehr überzeugt. Schon an dieser Stelle, nach wenigen Absätzen, haben Sie möglicherweise schon drei Erfolge zu feiern:

* Sie reagieren nicht einfach – Sie reagieren kritisch!
* Ihr erster Eindruck ist nicht „aus dem Bauch" – Ihnen ist viel bewusster, was Sie denken!
* Sie verlassen sich nicht auf andere – Sie haben sich unabhängig gemacht!

Natürlich müssen Sie jetzt nicht ein anderer Mensch sein. Veränderungen sind oft schwierig und brauchen meist Zeit. Aber wenn Sie jetzt anfangen anders denken zu wollen, einen neuen Weg erahnen, dann haben Sie schon einen großen Erfolg zu verbuchen: Immer ist der erste Schritt der wichtigste – ohne ihn beginnt kein Weg und man verharrt auf der Stelle. Natürlich dürfen Sie auf Ihrem Weg auch immer wieder einen Fehltritt machen und ein wenig herumirren – ändern Sie Ihre Sichtweise, betrachten Sie es als aufschlussreiches Experiment. Wer sagt denn eigentlich, dass Fehler verboten sind? Hier haben Sie schon wieder eine kleine Gelegenheit kritisch zu reagieren, sich bewusster zu entscheiden und sich somit viel unabhängiger zu fühlen. Als kleine Anregung denken Sie doch auch einmal einen Schritt weiter: Wem nützt es denn, wenn Sie eine fehlerfreie Maschine sind, und welche Belohnung bekommen Sie dafür?

Aber hierzu bleibt noch genug Zeit, und wir kommen später wieder darauf zurück. Lehnen Sie sich zurück: Sie lassen sich nun nicht mehr einfach mitreißen oder vielleicht sogar übertölpeln. Sie haben sich vielleicht schon klar gemacht, dass Sie eigentlich keine großen Fehler machen können. Und auch dies: Wenn Sie jetzt viel bewusster und für sich selbst entscheiden, dann auch über Ihr *Tempo*.

Gönnen Sie sich bei diesem Buch den Luxus, es auch mal ruhiger anzugehen – wenn Sie wollen!

Dieses Buch soll keine falschen Versprechen machen, sondern Ihnen offen Ihre ganz eigenen Möglichkeiten zeigen. Sie bekommen also keine einfachen Rezepte, wie Sie sich ab sofort verhalten sollen. Wichtig für das, was Sie erreichen wollen, ist, was Sie daraus machen! Das bedeutet aber umgekehrt, dass Sie selbst entscheiden und handeln müssen! Aber genau das will ich mit dem Buch erreichen: Sie sollen künftig *kritischer*, damit *(selbst-)bewusster* und auch *selbstsicherer* Ihr Leben gestalten.

Think positive? Think different!

Zur Wissenschaftlichkeit des Buches Dies ist kein wissenschaftliches Fachbuch oder Lehrbuch – rein wissenschaftliche Literatur zu den einzelnen Themen gibt es reichlich. Diese hat allerdings den Nachteil, dass die einzelnen Themen sehr genau und umfassend aufbereitet werden müssen. Eine Zusammenstellung verschiedenster theoretischer Ansätze hinsichtlich einer konkreten Anwendung ist mit der notwendigen Präzision wissenschaftlicher Darstellungen nicht zu leisten. Ziel dieses Buches ist es daher auch, einige wissenschaftliche Erkenntnisse auf einem verständlichen und bewusst reduzierten Niveau so darzustellen, dass „normale Menschen" davon persönlich profitieren können. Obwohl dieses Sachbuch zwar wissenschaftlich fundiert ist, hat es nicht das Ziel, umfassende Erkenntnisse im Detail wissenschaftlich akkurat darzustellen. Vielmehr geht es darum, psychologische, soziologische und pädagogische Grundkenntnisse auf ein praktisches Problem anzuwenden. Hierbei muss klar betont werden, dass die elementarsten Informationen aus den aufgegriffenen Ansätzen für eine praktische Anwendung bereits ausreichend sind und die sonst übliche Tiefe einer wissenschaftlichen Darstellung nicht dem Ziel dienen würde, praktisch verwertbare Informationen zu vermitteln. Die Komplexität wissenschaftlicher Werke steht einer breiten Rezeption im Wege. Umgekehrt soll das Buch der Vielschichtigkeit der alltäglichen Phänomene anschaulich und nachvollziehbar gerecht werden. Eine umfassende Erläuterung der dabei herangezogenen Konzepte ist aber in der wissenschaftlich notwendigen Tiefe schwer möglich. Für die Darstellung der Informationen in diesem Buch, die ich gesellschaftlich für sehr wichtig erachte, musste also ein anderer Weg gefunden werden. Dabei ist es natürlich nicht möglich, die zugrunde liegenden Konzepte in voller Breite wiederzugeben und gleichzeitig „noch schnell" die offene wissenschaftliche Diskussion abzuschließen. Somit soll dieses Buch eine konkrete Hilfe und Anregung sein und ist für akademische Diskurse vollkommen ungeeignet. Diesem Anliegen ist auch die Gestaltung des Buches geschuldet: Die Formulierungen sowie die Aufbereitung und Darstellung der Konzepte sind nicht wissenschaftlich-systematisch, sondern linear-narrativ angelegt. Aus Gründen der Lesbarkeit wurde auch auf umfangreiche Verweise ebenso wie auf umfassende Belege im Text verzichtet. Als Grundlage für eine weitere Vertiefung wurde für jedes Kapitel entsprechende Literatur ausgewählt, die das zentrale, hintergründige Thema beleuchtet.

Eine Anmerkung zur Schreibweise   Sie werden in diesem Buch die Schreibweise finden, die die männliche Form bevorzugt. Allerdings möchte ich mich damit nicht als Sexist präsentieren, sondern kann Ihnen versichern, dass ich das absolute Gegenteil davon bin und mich über die immer noch andauernde Diskriminierung von Frauen ärgere. Allerdings wirft unsere Sprache dabei ein Dilemma auf: Für die Lesbarkeit ist die Verwendung der gewohnten, leider männlichen Schreibweise eindeutig besser, was für mich gegenwärtig der sachlichste Grund ist. Ich kann auch nicht gedankenlos einfach konsequent in der weiblichen Form schreiben, weil dies, nüchtern betrachtet, wiederum eine umgekehrte Diskriminierung wäre! Die leidige Doppelform fällt aber wie gesagt aus rein sachlichen Gründen der Lesbarkeit als Variante aus. Eine sinnvolle Lösung wäre die Schaffung einer geschlechtsneutralen Sprache, die aber leider kaum in der Diskussion ist. Somit kann ich auch nicht in dieser Weise schreiben. Ich bitte aber diesen Absatz als Aufruf zu verstehen, die unsägliche und kontraproduktive Diskussion über Mischformen oder eine Umkehrung in weibliche Formen zu beenden und sich über eine gleichberechtigte, geschlechtsneutrale Überarbeitung unserer Sprache zu unterhalten, wie das in vielen anderen Sprachen schon der Fall ist.

2
Obenrum viel los

Uns ist vollkommen selbstverständlich, wie wir die Welt wahrnehmen, und wir haben einen eindeutigen Blick auf unsere Umwelt. Das psychologische Konzept des *Konstruktivismus* wirft aber eine vollkommen gegensätzliche Deutung der menschlichen Wahrnehmung auf: Wie wir die Welt sehen, ist eine Konstruktion, wir interpretieren, was wir sehen, und „bauen" somit unsere eigene Sicht auf die Welt. Diese eigene Welt ist das Hauptproblem und ihre Konstruktion ist sehr unbewusst.

Wenn unsere Wahrnehmung der Welt also nicht direkt und unmittelbar ist, wie entsteht diese dann? Was beeinflusst das Bild, das wir von der Welt haben? Verschiedene Einflüsse bilden die Weise, wie wir unsere Umwelt wahrnehmen und was wir daraus schließen. Besonders prägend ist, was uns in unserer Kindheit vermittelt wurde: So, wie unsere Eltern und unser Umfeld die Welt interpretiert haben, erlernen auch wir die Welt zu sehen und verinnerlichen das so stark, dass es uns vollkommen unbewusst ist. Aber auch Firmen, Politik und Verbände haben ein Interesse, unser Denken zu prägen!

In Kindheit und Jugend, aber auch in unserem direkten Umfeld und der Gesellschaft, in der wir leben, gibt es vorgefertigte Sichtweisen der Dinge. Diese sind prägend für die eigene Wahrnehmung und dieser Einfluss besteht über das gesamte Erwachsenenleben hinweg. Dieser „Deutungs-Mainstream" wird oft als die Mentalität eines Landes beschrieben: Der strikte Deutsche, der lockere Südländer, der steife Brite… Mit zunehmender Pluralisierung brechen diese einheitlichen Denkweisen zwar auf und Alternativen werden sichtbar, dennoch werden wir konstant von unserer (Sub-) Kultur beeinflusst – in der Spur gehalten. Abweichungen stoßen auf Verwunderung, Ablehnung oder Belustigung.

Wenn unsere Welt aber gar nicht so eindeutig ist, wie sie scheint, wenn ausgerechnet wir sie selbst konstruieren, warum empfinden wir Unzufriedenheit? Für viele dürfte Unzufriedenheit oder Unglück schon eine Gewohnheit sein, sie ist aber auch eine typische Stimmung der Deutschen und Klagen ohne Handeln ein Volkssport. Zu erkennen, warum wir unsere Welt so wahrnehmen, ist der erste Schritt, um nachhaltige Veränderungen zu erzielen. Allerdings gibt es neben Spott und Kritik noch mehr Hürden zu überwinden.

2.1 Ich sehe was, was Du nicht siehst

Wie versprochen, wird es jetzt etwas psychologisch. Vor diesem Abschnitt hat es mir auch etwas gegraut… Aber weder ich habe Lust darauf, einen trockenen Vortrag zu schreiben, noch wollen Sie ihn wahrscheinlich lesen. Das Konzept, das ich Ihnen erläutern möchte, ist aber extrem wichtig: Es geht hier um den zentralen Grund, warum wir uns so oder so fühlen, warum wir Dinge hassen oder lieben, oder warum wir Dinge, die wir hassen, lieben könn(t)en.

Was würden Sie sagen, wenn ich Ihnen erzählte, dass wir in einer Welt leben, die wir uns selbst „konstruieren"? Auch ohne besonders kritisches Denken dürfte vor Ihnen gerade ein großes Fragezeichen auftauchen. Sie werden sich erst einmal fragen, was das genau bedeuten soll. Die Welt um uns herum ist vollkommen eindeutig: Wir sehen alle genau das Gleiche, hören die gleichen Geräusche und können die gleichen Sachen in die Hand nehmen. Hier kann man sich also keine eigene Welt konstruieren, alles ist physikalisch festgelegt. Das stimmt auch soweit Sie, beispielsweise, vor einem Baum stehen: Wir sehen alle den gleichen Baum, wir können ihn anfassen, und wir hören auch die gleichen Geräusche in der Umgebung.

Aber was geschieht, wenn unterschiedliche Menschen den gleichen Baum ansehen, wenn wir fragen, „Was denken Sie, wenn Sie diesen Baum sehen"? Was kommt Ihnen in den Sinn wenn Sie an einen Baum denken? Natürlich werden sehr viele sagen, dass es ein schöner oder ein hässlicher Baum ist, dass es ein schöner (oder hässlicher) Platz ist. Manche werden auch spontan gar nichts denken. Andere überlegen sich vielleicht gerade, wie viel Brennholz wohl aus dem Baum zu machen wäre und wie viele Jahre man damit heizen könnte. Wir sehen also alle den gleichen Baum, aber in unserem Kopf geschehen unterschiedliche Dinge: Wer den Baum und den Platz schön findet, wird sich wohl fühlen und den Impuls verspüren, sich unter den Baum zu setzen. Wer den Baum hässlich findet, wird sich etwas anderem zu wenden oder sich vielleicht sogar unwohl fühlen. Und wer mit Holz heizt, wird gerade feststellen, dass ihm der Baum nicht gehört oder dass er keine Motorsäge hat oder dass ihm das Fällen und zersägen des Baums eigentlich viel zu aufwendig wäre (ich und meine Frau haben übrigens zuhause gerade kein Brennholz mehr).

Ihnen sind wahrscheinlich noch ganz andere Gedanken bei diesem Beispiel gekommen sein. Wir haben also den gleichen Baum gesehen und in unseren Köpfen gehen unterschiedliche Dinge vor sich. Wir interpretieren Dinge, die wir sehen unterschiedlich, wir assoziieren andere Gedanken und in uns werden unterschiedliche Gefühle hervorgerufen. Jetzt werden Sie natürlich, ganz kritisch, sagen, dass das Beispiel etwas weit hergeholt ist und im Alltag nicht so wichtig ist.

Nehmen wir einmal ein anderes Beispiel: Untersuchungen über den Gehalt von Zeugenaussagen haben ergeben, dass die Aussagen sich sehr stark unterscheiden können, wenn Testpersonen einen gestellten Unfall beobachten. Alle sehen den gleichen Vorgang, Ihre Aussagen unterscheiden sich aber teilweise so stark, dass sie sich widersprechen und damit keine Aussage verwertbar ist. Auch nicht alltagstauglich? Interessant bei diesem Beispiel ist aber, dass ein (gestellter) Autounfall doch auch etwas sehr eindeutiges ist; warum unterscheiden sich die Aussagen so stark, wenn doch alle das gleiche gesehen haben?

Scheinbar konstruieren wir schon bei einfachen Gegenständen oder Vorgängen eigene Welten bzw. Interpretieren diese anders und reagieren anders auf sie. Machen wir sicherheitshalber noch ein paar Beispiele – wahrscheinlich habe ich sie noch nicht ganz überzeugt.

Stellen Sie sich vor, Sie diskutieren auf der Arbeit mit Ihren Kollegen, wie eine bestimmte Aufgabe am besten erledigt werden kann. Das ist doch eine rein sachliche Frage. Oder?

Sie haben sicher einen Kollegen oder eine Kollegin, die Sie nicht sonderlich mögen. Auf Vorschläge von dieser Person reagieren Sie doch sicherlich aufgeschlossen und entgegenkommend. Oder?

Sie kommen mit dem Anzug in ein fremdes Autohaus und werden sehr zuvorkommend behandelt. In Jeans und mit Ihrem Schlabber-Pulli werden Sie von dem fremdem Verkäufer doch sicher genauso freundlich behandelt. Oder?

Ihr Partner sagt zu Ihnen „Ich liebe Dich". Was will er damit sagen? Ist doch klar, er liebt sie halt. Oder noch was?

In diesen Beispielen ist scheinbar alles recht klar; oberflächlich. Tatsächlich können Sie an jedem Beispiel sehen, dass die Sache, um die es geht, komplett von unterschiedlichem Interpretieren und Bewerten beeinflusst wird.

Bei der Diskussion, wie eine Aufgabe erledigt werden soll, spielen viele Faktoren eine Rolle: Z. B. wen trifft bei welcher Lösung die Hauptlast, wer profitiert von welcher Lösung? Oder wer möchte sich grundsätzlich durchsetzen oder immer Recht behalten?

Wenn die oder der ungeliebte Kollegin oder Kollege einen Vorschlag macht verspüren Sie doch wahrscheinlich auch erst die Abneigung und spontanen Trotz; Sie müssen sich erst mal „auf die Sache" konzentrieren, wenn Sie die Abneigung verbergen wollen.

Der Ihnen fremde Verkäufer im Autohaus sollte doch jeden Kunden so behandeln, wie man es von ihm erwartet – scheinbar orientiert sich seine Gunst aber vor allem an Kleidung, die einen solventeren Kunden verspricht.

Besonders interessant ist das letzte Beispiel. Die Aussage „Ich liebe Dich" beinhaltet die sachliche Information über diesen (angenehmen) Zustand. Die Männer unter Ihnen

werden aber vielleicht schon gelernt haben, dass ihre Part-
nerinnen dies als Aufforderung verstehen, dass auch der
Mann wieder einmal sagen könnte, dass er seine Partnerin
liebt. Zumindest kenne ich das so und vielleicht stimmen
mir auch einige der weiblichen Leser zu.

Machen Sie doch ein kleines Experiment: Nutzen in der
nächsten Zeit ganz alltägliche (und scheinbare glasklare)
Situationen und überlegen Sie sich, wie man diese auch anders deuten könnte! Wenn Ihnen das jetzt schon gelingt,
dann eröffnet sich Ihnen hier eine große Chance, Ihre Umwelt und Ihre Mitmenschen viel besser zu verstehen. Das
geht sogar bei Personen, die Sie gar nicht kennen: Wenn ein
Politiker einen Vorschlag in den Medien präsentiert – z. B.
die private Rentenversicherung –, dann überlege ich mir,
aus welchen Gründen er das tut. Natürlich ignoriere ich
die Behauptung, dass er die Bürger besser abgesichert sehen
möchte (eher freut sich die Versicherungswirtschaft, wenn
oft genug betont wird, wie unsicher die Rente ist).

Wir sind ja (hoffentlich) schon kritischer! Eine sehr
gute Technik dafür ist es, Situationen auf diese Weise zu
analysieren. Sie gewinnen ganz neue Ansichten, und Ihre
Entscheidungen haben künftig eine ganz andere Basis. In
diesem Kapitel möchte ich Ihnen das dahinter versteckte,
psychologische Konzept erläutern.

Es geht um den sogenannten *Konstruktivismus.* Das ist
ein sehr großes, theoretisches Konzept (ein Paradigma), das
sehr zentral ist und sehr umfangreich beforscht wird (z. B.
in der Philosophie, Mathematik, Soziologie, Psychologie).
Es beschäftigt sich mit der Frage, wie wir unsere Welt wahrnehmen. Wie ich in den letzten Absätzen gezeigt habe, ist
das, was wir wahrnehmen, was wir sehen, gar nicht so ein-

deutig, wie wir denken. Ich hoffe, ich habe jetzt schon ein paar Zweifel gesät oder ein paar Fragezeichen produziert. Mit dem Konstruktivismus will ich Sie davon überzeugen, dass Sie anders denken können. Dass Sie Ihre Welt selbst konstruieren können. In diesem Abschnitt geht darum, wie das funktionieren soll. Es geht aber auch darum, welche Probleme uns das bereitet. Im nächsten Kapitel soll es darum gehen, wie wir das Ganze für uns nutzen können! Zunächst einmal jedoch wollen wir lernen zu erkennen, wie unsere Situation ist, um dann kritisch und bewusst entscheiden zu können. Der Konstruktivismus stellt aber auch einen wichtigen Grund dar, warum Sie etwas ändern können und teilweise auch sollten und dass Sie das wirklich können und dürfen!

Für den versierten Leser
Die Darstellung des Konstruktivismus in diesem Buch verfolgt in keinster Weise den Anspruch, das Paradigma umfassend und wissenschaftlich präzise darzustellen. Die Aussagen sind am *gemäßigten Konstruktivismus* orientiert und beschränken sich auf die wesentlichen Gedanken, die für das Buch wichtig sind. Der gemäßigte Konstruktivismus wird hier als Konzept mit breiter Akzeptanz betrachtet, das zum gegenwärtigen Stand der Forschung einen Beitrag leisten kann. Spezielle Fragen der Forschung zum Konstruktivismus werden hier aber bewusst nicht aufgegriffen. Das Paradigma soll hier verständlich und handlungsleitend dargestellt werden, und die deutlichen Vereinfachungen sind bewusst vorgenommen worden!

Im Mittelpunkt des Konstruktivismus steht die Annahme, dass wir unsere Welt *nicht objektiv* erfassen können, sondern

nur eine *individuelle Sicht* haben. Der radikale Konstruktivismus geht davon aus, dass es keine Realität gibt, die von
uns (unserem Bewusstsein) unabhängig ist. Wir konstruieren das, was wir wahrnehmen, immer aus dem, was unsere
Sinne aufnehmen, und mit dem, was wir bisher erfahren
haben. Unser Abbild der Welt ist nicht eindeutig, es ist nur
so gut, dass wir den Eindruck haben, es passt zu dem, was
wir für die Wirklichkeit halten: Ich sehe was, was Du nicht
siehst. Natürlich gehen wir davon aus, dass andere die Welt
auch so sehen. Und vieles sehen wir ja ähnlich. Aber vieles
auch nicht! Und da liegt ein Problem, mit dem wir ständig
konfrontiert sind: Unterschiedliche Meinungen und endlose Diskussionen.

Ein anderes Problem, und zwar das ganz zentrale Problem, ist, dass, wenn wir uns unsere Welt konstruieren können, dann können wir uns die Welt auch „falsch" konstruieren. Was bedeutet eigentlich „richtig" und „falsch"? In
diesem Buch gilt immer, dass Sie richtig und falsch selbst
definieren. Wenn der katholische Glaube für Sie richtig ist,
dann ist das so. Da redet Ihnen niemand rein – Sie aber
übrigens auch niemandem! Natürlich gibt es klare Grenzen:
Sie haben Ihre Rechte und diese gelten für andere auch!
Ihre Rechte enden, wenn Sie den Rechten anderer widersprechen. Auch will ich unbedingt vermeiden, dass Sie nach
der Lektüre dieses Buches als Egoist durchs Leben gehen.
Aber dazu später mehr.

Was kann also daran falsch sein, wie Sie Ihre Welt konstruieren? Es ist dann falsch, wenn es Ihnen schadet. Und
es ist vor allem falsch, wenn es gar nicht so sein müsste. Es
geht also um das altbekannte „Positive thinking" (das positive Denken). Aber dabei belassen wir es nicht. Hier geht es

darum zu erkennen, wie und warum unsere (eigene!) Welt so ist, wie sie ist, und es geht darum, mit der eigenen Welt viel bewusster umzugehen.

Was passiert, wenn wir etwas wahrnehmen? Zunächst nehmen wir nur etwas wahr, wenn unsere Sinne einen Reiz aufnehmen (z. B. Licht von unserem Auge oder Schall von unseren Ohren). Wir haben Köperzellen, die auf unterschiedliche Dinge reagieren können, z. B. auf Licht. Diese Zellen wandeln so einen Reiz um (in kleinste elektrische Impulse), und es gibt Körperzellen, die diese Reize an unser Gehirn weiterleiten. Hier liegt schon ein erstes Problem. Wir sind unsere Wahrnehmung zwar gewöhnt, Sehen ist für uns ganz selbstverständlich und eindeutig. Aber wer sagt uns, dass unsere Wahrnehmung „richtig verdrahtet" ist? Eine Fliege mit ihrer Vielzahl von Augen sieht eine ganz andere Welt! Hier liegt also ein Problem: Wir können gar nicht wissen, wie die wirkliche Welt aussieht – wir haben alle nur die gleiche Sichtweise davon. Aber das genügt uns schon einmal soweit. Ein wirklich spannendes Problem für die Wissenschaft, doch für uns bedeutet es nur: Unsere Wahrnehmung ist nicht so eindeutig, wie wir denken! Wenn Sie schon einmal einer optischen Täuschung erlegen waren, wurde ihnen sehr deutlich gezeigt, dass sogar unser klares Sehen beeinflusst wird.

Ein Beispiel: Die meisten Menschen sehen hier eine junge Frau. Aber was können Sie noch in Abb. 2.1 sehen?

Wenn Sie das Bild noch nicht kannten, hat es vielleicht eine Weile gedauert, bis Sie die alte Frau erkannt haben. Oder Sie haben die alte Frau gar nicht gesehen und können sie erst jetzt finden, wo Sie wissen, wonach Sie suchen müssen. Andere wiederum haben vielleicht gleich die alte

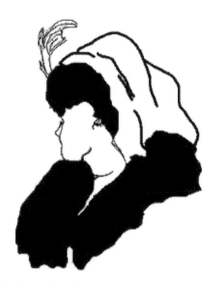

Abb. 2.1 Optische Täuschung: Junge Frau. (© Puck Magazin, 1915)

Frau gesehen. Am besten ist das Beispiel, wenn Sie die alte Frau erst gesehen haben, nachdem Sie darauf hingewiesen worden waren. Ihre Wahrnehmung hat dann eine zusätzliche Information benötigt, um das erkennen zu können. Zugegeben: Das Bild der jungen Frau ist etwas gelungener. Aber wir werden noch sehen, dass unsere Wahrnehmung – auch einfacher Dinge – oft von zusätzlichen Informationen abhängig ist!

Und das ist das Problem, was uns eigentlich interessiert. Bleiben wir beim Sehen – etwas, das uns sehr eindeutig erscheint: „Ich glaube nur, was ich auch sehe!". Bei vielen bekannten optischen Täuschungen geht es um Linien, die gerade sind, aber schräg oder gekrümmt wirken. Wir bekommen also von unserem Auge eine optische Informa-

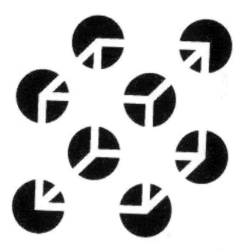

Abb. 2.2 Optische Täuschung: Kein Würfel

tion in elektrischen Impulsen. Hier sind die Linien noch gerade, aber wie werden sie krumm? Der elektrische Impuls des Auges wird im Gehirn in einer bestimmten Weise interpretiert. In diesem Beispiel (Abb. 2.2) werden dabei aber – fälschlicherweise – aus geraden Linien krumme Linien. Da werden Sie sicherlich sagen: „Das ist doch nur eine Jahrmarkt-Spielerei…" Es ist aber viel wichtiger als das. Es zeigt uns, dass wir tatsächlich Grund haben, über unsere Wahrnehmung nachzudenken. Vielleicht gibt es noch wichtigere Schwächen, die für uns eine viel größere Bedeutung haben. Auf diesem Bild sehen Sie ein paar schwarze Kreise mit Linien darin. Nach sehr kurzer Zeit werden Sie aber einen dreidimensionalen Würfel sehen.

Wo kommt der denn her? Ihr Gehirn bekommt durch die Linien in den schwarzen Kreisen eine halbe Information: Wenn man die weißen Linien in den schwarzen Kreisen verbindet, entsteht der dreidimensionale Würfel. Ihr Gehirn ist es gewohnt so etwas wie diesen Würfel zu sehen – es ist vertrauten Gegenständen ähnlich. Wenn das Gehirn den Reiz vom Auge geliefert bekommt, denkt es nicht „Aha, komische, schwarze Kreise". Es denkt „Hä, da müsste doch ein Würfel sein". Es interpretiert den Reiz also und fügt die fehlenden Linien hinzu. Ein klarer Beweis, wie unser Gehirn Sinnesreize „umbaut".

Immer noch eine Spielerei? Ja – das ist immer noch nicht so wichtig. Aber es zeigt uns, dass unser Gehirn stark an unserer Wahrnehmung beteiligt ist, Sinnesreize interpretiert und somit eine Welt konstruiert. Gehen wir einen Schritt weiter: Während Sie dieses Buch lesen, starren Sie auf komische, kleine, schnörkelige Linien: Buchstaben. Diese Linien sorgen dafür, dass Worte in Ihrem Kopf entstehen, diese Worte führen zu Nachdenken und Gedanken. Doch konnten Sie schon lesen als Sie auf die Welt gekommen sind? Nein – Sie haben erst einmal eine Sprache gelernt, mit der Sie ausdrücken können, was Sie denken, oder die Ihnen übermittelt, was andere denken. Damit ich nicht bei Ihnen vorbeikommen und Ihnen alles persönlich erzählen muss, haben Sie noch etwas anderes gelernt: Die visuelle Darstellung von Worten: Buchstaben. Ihr Gehirn kann also etwas, das es von Natur aus nicht kann: lesen. Sie haben also etwas gelernt: Sie haben gelernt, aus schnörkeligen, kleinen Linien Worte und Gedanken herauszuholen. Unsere Wahrnehmung beruht also nicht nur auf Sinnesreizen, sondern auch darauf, wie wir diese durch Lernen und Erfahrung interpretieren.

Gehen wir noch einen Schritt weiter: Was denken Sie, wenn Sie eine rote Ampel sehen? Ich hoffe, Sie denken „anhalten". Ampeln kommen noch nicht so lange in der Natur vor, das mussten wir also auch lernen. Eine Ampel – ein rotes Licht – ist ein Symbol, das wir interpretieren. Unsere Buchstaben sind auch Symbole – ein ganzes System von Symbolen sogar. Sie stehen für etwas, aber wir mussten erst lernen, wofür sie stehen. Und genauso lernen wir, alles an unserer Welt zu interpretieren. Unser Verhalten und das Verhalten anderer beispielsweise. Bei uns hier in Deutschland ist Rülpsen und Furzen sehr unsittlich (auch wenn Luther anderer Meinung war). In anderen Kulturen ist es aber ein Ausdruck dafür, dass die Mahlzeit sehr gelungen war und wird vom Gastgeber schmerzlich vermisst, wenn es fehlt – heißt es doch dann, dass es schlechtes Essen gab. Haben Sie schon einmal darüber nachgedacht, ob Rülpsen so schlimm ist? Sicherlich nicht. Man hat es Ihnen von klein auf beigebracht, jeder hat es gesagt, und Sie hatten keinen Grund darüber nachzudenken – es ist einfach so. Wir haben gesagt, es ist „ungezogen"… Wir haben also in unserer Kultur eine Regelung, wie man sich zu verhalten hat oder nicht. Auch diese mussten wir lernen, und wenn wir nun einen Zeitgenossen beim Essen rülpsen hören, denken wir „Das gehört sich nicht". Aber ist es damit bewendet? Denken Sie nur das und essen dann weiter? Nein – wir sind empört, es ist uns peinlich oder wir empfinden Ekel. Ihre erlernte Wahrnehmung löst unterschiedliche, vielleicht sogar heftige Gefühle in uns aus. Das kann so weit gehen, dass wir eine sehr große Abneigung gegen diesen Zeitgenossen hegen. Viele finden Rülpsen auch witzig, vielleicht gerade, weil es etwas Verbotenes ist.

Jetzt will ich natürlich nicht sagen, dass wir alle wieder rülpsen und furzen sollen – Sie können aber gerne darüber nachdenken und auch hierbei für sich eine Entscheidung treffen (am besten nehmen Sie aber Rücksicht auf andere, die bei Ihren Überlegungen nicht beteiligt waren). Wir haben also bewusst gelernt – oder beigebracht bekommen –, dass man nicht rülpst oder – anderes Beispiel – wie man Buchstaben liest. Im Laufe Ihres Lebens lernen Sie sehr viel „nebenbei" und unbewusst. Ihre Kindheit ist dabei sehr prägend. Als Kind beobachten Sie Ihre Umgebung immer sehr stark und lernen dabei, ohne in eine Schule zu gehen, sehr viel über das Zusammenleben und darüber „wie die Dinge sind". Dort konstruieren Sie Ihre Welt am stärksten und auch sehr nachhaltig. Einige der Schwierigkeiten, die wir haben, sind so hartnäckig, weil wir das zugehörige Denken in unserer Kindheit stark verinnerlicht haben. Aber auch in unserem Erwachsenenleben sammeln wir Erfahrungen. Das geschieht ebenfalls unbewusst, und wir reagieren daraufhin auch meist unbewusst. Ein Beispiel dafür sind Vorurteile (Sie kennen eine Person und übertragen Dinge auf eine andere Person, die Sie an diese erinnert). Auch schlechte Erfahrungen überträgt man. Wenn Sie öfter schlechte Erfahrungen bei verschiedenen Arbeitgebern gemacht haben, graut es Ihnen vor jedem neuen Arbeitsplatz, weil Sie die Probleme schon vorhersehen.

Wir nähern uns aber dem Problem, das uns wirklich beschäftigen sollte: Was wir sehen, ist nicht eindeutig, wir sehen Unterschiedliches, und was wir sehen und denken, ist nicht allein von uns abhängig. In der Vergangenheit (und leider auch in der Gegenwart) wurden und werden viele Kriege geführt, weil eine Gruppe eine bestimmte Sichtweise entwickelt hat, viele andere Menschen davon überzeugen konnte und immer mehr davon überzeugen will. Wenn diese Gruppe auf eine andere stößt, entsteht ein Widerspruch, aber keine Gruppe zweifelt an ihrer Überzeugung. Es wird versucht, die Überzeugung durchzusetzen: Krieg. Gründe dafür gibt es viele. Religion war und ist ein beliebtes Thema. Oft steht aber auch die Macht einzelner im Mittelpunkt, und es werden Rechtfertigungslehren aufgestellt (d. h. Ideologien, z. B. der Nationalsozialismus).

Zugegebenermaßen ist dies ein sehr wichtiges Thema. Aber was hat das mit uns zu tun, mit unserer Welt. Ganz einfach: Wenn Sie ein katholischer Missionar im Mittelalter waren, dann waren Sie das nicht von Anfang an. Sie sind mit einer bestimmten Überzeugung aufgewachsen (Glaube) und haben sich Stück für Stück eine Welt aufgebaut (konstruiert). Der Glaube und seine Regeln wurden gepredigt, niemand hat ihn angezweifelt, für Sie hat sich die Welt so dargestellt. Auf dieser Grundlage haben Sie Ihre Situation interpretiert und Ihre Entscheidungen getroffen. Wenn Sie besonders überzeugt waren, wurden Sie Missionar.

Wir bleiben also bei unserer kritischen Haltung: Die Dinge sind vielleicht doch nicht so eindeutig wie wir denken. Setzen sich damit kritisch auseinander! Wenn Sie zu der Überzeugung kommen, dass diese Sichtweise plausibel ist, haben Sie jetzt einen Grund mehr, die Sachen kritischer zu betrachten und sich bewusster damit auseinanderzusetzen. Jetzt soll es konkret darum gehen, wie unser Denken beeinflusst wird und was das für uns bedeutet.

Erinnern Sie sich an die Landkarten-Metapher? Jetzt sollte klarer geworden sein, warum man die Landkarte des Lebens unterschiedlich lesen kann. Im nächsten Schritt geht es darum, wie versucht wird, in Ihrer Landkarte herumzukritzeln und Sie damit in eine bestimmte Richtung zu lenken.

2.2 Was denken Sie, denken Sie?

Seit der Aufklärung sind wir freie Menschen, die aus ihrer selbstverschuldeten Unmündigkeit ausgebrochen sind. Klingt super – nur wo Aufklärung drauf steht, ist auch wirklich Aufklärung drin! Im letzten Abschn. 2.1 habe ich angedeutet, dass unser Denken und unsere Wahrnehmung nicht so frei sind, wie wir das ganz selbstverständlich annehmen. Haben wir jetzt nun einen eigenen Willen oder nicht? Klare Antwort: Ja! Wenn ich jetzt „Nein" gesagt hätte, wäre es wahrscheinlich interessant geworden.

Allerdings haben Sie von Abschn. 2.1 vielleicht noch so ein Gefühl, als könnte das „etwas eingeschränkt" sein. Ich habe angedeutet, dass unsere Wahrnehmung nichts Selbstverständliches ist und von vielen Faktoren beeinflusst wird. Ein großes Problem hierbei ist, dass wir unbewusst reagieren, reflexartig, ohne uns zuvor einiges klarzumachen. Natürlich wäre es furchtbar, wenn wir über jede Kleinigkeit nachdenken müssten. Darum soll es auch gar nicht gehen – im Gegenteil! Es geht nicht darum, alles infrage zu stellen. Aber ein paar Dinge – ein paar große und wichtige Dinge – müssen genauer und bewusster bearbeitet werden, wenn Sie mit Ihrer aktuellen Situation unzufrieden sind (wovon ich einfach einmal ausgehe, wenn Sie dieses Buch lesen). Nachdem ich versucht habe zu zeigen, warum unsere momentane Wahrnehmung nicht so klar ist, wie wir vielleicht denken, und dass sie oft unbewusst und reflexartig ist, möchte ich jetzt aufdröseln, was die Wahrnehmung ganz gern einmal beeinflusst.

Bis zum heutigen Zeitpunkt hat sich unsere Persönlichkeit unter vielen Einflüssen entwickelt, sie wurde fortlaufend angepasst und hat sich mit der Zeit verfestigt. Eine sehr wichtige Phase ist die Kindheit, in der es sehr viel zu lernen gibt und in der sich die Dinge meist einfach und unumstößlich darstellen: „Das macht man nicht", „Das ist halt so" oder „Man soll…". Zu Anfang war dabei vor allem die Erziehung (bewusst) und das Verhalten der Eltern (unbewusst) sehr prägend. Unsere Eltern haben uns die Welt erklärt und uns gezeigt, wie die Dinge funktionieren. Die Welt war so, wie sie unsere Eltern gesehen haben. Oft ist vieles davon auch noch das, was sie von ihren eigenen Eltern gelernt haben.

Danach kamen andere Kinder und Eltern im Kindergarten und ersten Freundeskreis hinzu. Hier fing die Welt schon an zu verschwimmen: Vieles, was zuhause ganz eindeutig war, war bei anderen Kindern nicht so, und das bemerkten wir beim gemeinsamen Spiel und Zusammenleben. Unser erstes soziales Umfeld brachte also gleich einige Umbrüche mit sich, die wir verarbeiten mussten. Zum ersten Mal waren wir als Kind mit der Sichtweise und auch den Ansprüchen von anderen konfrontiert (was besonders für Einzelkinder oder Erstgeborene, noch ohne Geschwister, interessant gewesen sein dürfte).

Zum ersten Mal wurden wir also stark mit anderen Menschen konfrontiert. Aber auch erste „gesellschaftliche" Einflüsse kamen in unser Leben: Die Erzieher im Kindergarten. Neben der Tatsache, dass auch sie einfach „andere Menschen" sind, vertreten sie mit ihrer Aufgabe in einer (meist) staatlichen Einrichtung Vorgaben, die die Politik für sinnvoll erachtet. Dieser Einfluss setzt sich in der Schule fort.

Die Gesellschaft und „der Staat" haben aber noch mehr, wenn auch indirekten Einfluss auf Sie gehabt. Eine Gesellschaft entwickelt Normen, Werte und Gesetzte. Also wie wir sein sollen, welches Verhalten wünschenswert ist und an welche Regeln wir uns halten müssen. Diese vermitteln uns schon von früh an unsere Eltern, auch indirekt durch ihr eigenes Verhalten, und die „Erzieher" in den Bildungseinrichtungen. Alle diese Einflüsse fallen unter den Begriff Sozialisation, den man mit Vergesellschaftung oder das Einführen in die Gesellschaft umschreiben könnte.

Aber nicht nur der Staat bemüht sich, unseren Nachwuchs (und die Bürger allgemein) zu beeinflussen – natürlich nur positiv. Verschiedenste Interessenverbände versuchen stets ihre Position „unters Volk" zu bringen: Politik, Wirtschaft, Kirchen etc. Eine große Rolle spielen dabei die Medien, die zwar als neutrale Informationsquellen gelten, jedoch stark von den unterschiedlichen Interessenvertretern beeinflusst werden. Das ist, trotz gewisser Grenzen, relativ gut möglich und wird gern unauffällig durchgeführt. Eine besondere Rolle spielt hier die Werbung: Die sogenannte „Produktinformation" ist natürlich nicht an unserem Interesse an guten Produkten, sondern am Absatz beliebiger Produkte interessiert (ein großes Werbebudget ist ausschlaggebender für die Verkäufe als die Güte des Produkts).

Sehr wichtig für unsere Wahrnehmung sind aber auch die vielen Erfahrungen, die wir im Laufe des Lebens sammeln. Negative Erfahrungen halten uns meist eher fern von ähnlichen Situationen, die wir mit ihnen verbinden.

Umgekehrt verhalten wir uns oft so wie in den Fällen, in denen wir positive Erfahrungen gemacht haben. Auch generalisieren wir Erfahrungen mit Personen und übertragen diese auf andere – was man dann „Vorurteil" nennt.

Jetzt werden Sie wahrscheinlich sagen, dass das doch alles klar ist und was jetzt daran so wichtig sein soll. Denken Sie daran, dass unser bewusstes und unbewusstes Denken nicht eine ganz logische Wahrnehmung eindeutiger Situationen mit klaren Entscheidungen und Konsequenzen ist. Wenn unser Denken, wie in Abschn. 2.1 erläutert, stets eine *Interpretation* ist und wenn diese Interpretation stark davon abhängt, was wir erfahren und gelernt haben, dann sollte man sich bewusst machen, *wie* man eine Situation interpretiert – gerade weil wir im Alltag oft einfach unbewusst reagieren, und zwar aufgrund unbewusster Interpretationen. Vielleicht kommen Sie langsam drauf, warum ich Sie anhalte, alles kritisch zu betrachten.

Warum ist das also so wichtig für uns? Ich habe einerseits versucht zu erläutern, dass Situationen und unsere Reaktion darauf nie so eindeutig sind, wie wir denken. Wenn wir aber stets eine Situation interpretieren, dann ist wichtig, warum wir sie so oder so interpretieren. Das ist abhängig von den Einflüssen, die auf uns gewirkt haben. Einflüsse in der Kindheit sind dabei besonders stabil und deswegen schwerer zu durchschauen, aber auch zu ändern. Und auch aktuelle Einflüsse prägen unsere Interpretation der Welt – die Welt, die wir uns konstruieren – stark.

Momentan möchte ich Ihnen zeigen, warum wir viel bewusster und vor allem viel kritischer auf unser alltägliches Leben achten sollten. Wir interpretieren Situationen und sind dabei beeinflusst. In der heutigen Zeit wirken sehr viele Einflüsse auf uns, und wir tun uns schwer, allen gerecht zu werden. Auch sind viele Einflüsse dabei, die nicht unbedingt in unserem Sinne sind. Wir müssen also lernen, welchen Impulsen von außen wir folgen sollen und warum (und gerade welchen nicht oder nicht so, wie es erwartet wird). Das müssen Sie natürlich für sich selbst entscheiden. Wie gesagt, geht es hier nur darum, dass Sie verstehen, wie Sie denken und wie Sie beeinflusst werden.

Welche Einflüsse wirken also jeden Tag auf uns? Ihre Eltern haben Ihnen einige Vorstellungen mit auf den Weg gegeben, die Ihnen helfen sollen, als Erwachsener ein erfolgreiches Leben zu führen. Leider haben sie sich dabei wahrscheinlich sehr an ihren eigenen Erfahrungen und an ihren eigenen Vorstellungen orientiert. Vielleicht passen die Erfahrungen Ihrer Eltern aber gar nicht mehr in die heutige Zeit. Oft orientieren sich Eltern auch nur am „Erfolg", d. h. an einem erfolgreichen Beruf, und setzen damit ein glückliches Leben gleich. Für viele Menschen dürfte die Erfüllung aber nicht an Macht, Geld, Ruhm oder einer hohen gesellschaftlichen Position hängen. Allerdings ist unsere Gesellschaft – und da müssen wir unseren Eltern recht geben – sehr stark an der beruflichen Position und am Status orientiert. Wenn Sie keine hohe Position anstreben, müssen Sie mit einem geringeren Gehalt auskommen und können in unserer konsumorientierten Welt nicht immer am „Lifestyle" teilnehmen oder bei den üblichen Statussymbolen vorn liegen (und wir werden aufgefordert, immer mehr zu haben als andere). Wenn Ihnen diese Symbole also nicht „wichtig" sind, wenn Sie nicht die meisten Statussymbole haben, dann müssen Sie Ihre Befriedigung woandersher beziehen. Aber genau darum geht es ja. Wenn Sie ohne das alles eigentlich glücklich wären, dann verzichten Sie darauf! Sie haben schon viel gewonnen, wenn Sie merken, dass Ihnen andere Dinge wichtiger sind. Lösen Sie sich von dem gesellschaftlichen Druck, „der Beste" zu sein!

Machen Sie sich aber bewusst, dass Sie dann nicht das neueste und teuerste Auto fahren. Aber das müssen Sie ja auch nicht, wenn Sie glücklich sind. Eine große Gefahr der Reduzierung auf Beruf, Geld und Status ist, dass Sie nie befriedigt sein können. Sobald Sie einen Menschen in irgendeiner Hinsicht überholen, sobald Sie mehr als irgendjemand verdienen, richten Sie Ihren Blick auf jemanden, der jetzt immer noch „mehr" hat.

Diese Denkweise wird natürlich gern bei Ihnen gesehen. Unser Staat sieht am liebsten fleißige Bürger, die unsere Wirtschaft voranbringen und Steuern zahlen, anstelle das Leben mit Eingangssteuersatz zu genießen. Auch die Wirtschaft braucht Sie als bedingungslosen „Aufstiegs-Kämpfer", der sein Leben der Firma opfert und nur so Aufstiegschancen hat. Ein Wirtschaftswunderland, wo sich alle um Aufstieg bemühen, aber nur wenige belohnt werden müssen – und wo alle austauschbar sind, sollte es einmal nicht so laufen. Die Wirtschaft profitiert aber auch anders: Wenn Sie mit Ihrer alten Glotze zufrieden sind, kaufen Sie keine neue! Ein hoher Absatz funktioniert nur, wenn Sie das Gefühl haben, dass Sie die beste Glotze in Ihrem Freundeskreis haben (oder eine so tolle Glotze wie die Promis im Fernsehen). Werbung suggeriert Ihnen also immer, dass die neue Glotze glücklicher macht und Ihr Prestige steigert.

Aber auch Ihre Angst ist sehr lukrativ! Was denken Sie: Sind die Renten sicher? Was passiert, wenn Sie sie für sicher halten? Sie freuen sich auf Ihre Rente! Wer verdient?

Niemand, Sie kosten später nur Geld… Was aber, wenn Sie Angst haben, keine Rente zu bekommen? Sie werden in Kürze noch einen Versicherungsvertrag abschließen, und eine Firma verdient wieder Geld.

Und unser soziales Umfeld stützt diese Sehnsüchte und Ängste. Schließlich unterliegen die meisten unserer Bekannten ja den gleichen Einflüssen! Wenn Sie also ein altes Auto fahren, dann sind Sie halt bei diesem Thema raus. Wenn Sie einen „normalen" Job haben, dann sind Sie nur dabei statt mittendrin. Vielleicht werden Sie sogar untragbar, wenn Sie den jährlichen Luxusurlaub nicht finanzieren können (oder wollen – das wird nicht unterschieden). Wir unterliegen also stetem Einfluss von außen und sind geneigt, den Nachrichten, der Werbung, unseren Politikern und besonders „Experten" zu vertrauen. Unser Umfeld tut das auch, weil wir es alle so gewohnt sind, und wiederholt und verstärkt die Einflüsse damit noch.

Hier ist eine Übung für Sie, die ich schon einmal angeregt hatte: Wenn Sie Nachrichten oder Werbung schauen, prüfen Sie doch einmal, welche Appelle an Sie gerichtet sind. Achten Sie darauf, dass diese Aufforderungen sehr subtil und indirekt sein könnten:

* „Private Vorsorge ist heutzutage unverzichtbar" – Wo war nochmal die Nummer von Ihrem Versicherungsmakler?
* „Mit Toffifee ist bei uns immer was los" – Bringen Sie Schwung in die Familie, also kaufen Sie doch gleich mal 'ne Palette Süßkram.
* „Täglich aktuelles, frisches Fernsehen" – Ist das Leben nicht schön?
* „Freude am Fahren" – Das geht nun wirklich nur mit einer Marke!

Lustigerweise wirbt ein anderer Autohersteller damit, dass seine Autos Statussymbole für Menschen sind, die keine Statussymbole brauchen. Na, das ist dann doch das Richtige für uns! Oder musste sich der Hersteller nur etwas einfallen lassen, weil seine Marke nicht als „Premium" gilt? Aber genau hier wird es interessant! Wenn Sie auf ein landläufig akzeptiertes Statussymbol eines Premium-Herstellers verzichten wollen, dann sind Sie hier – trotz der Marketing-Suggestion – vielleicht tatsächlich richtig! Aber kaufen Sie sich bitte irgendein Auto, das Ihnen gefällt, und nicht das, was man Ihnen als „umgedrehtes Statussymbol" verkaufen will – Sie brauchen kein Statussymbol, also brauchen Sie auch keines, mit dem Sie das zeigen können!

Bei Werbung ist es noch am offensichtlichsten, dass wir wohl hinsichtlich der Interessen des Herstellers „angeregt" werden sollen. Aber achten Sie auch einmal bei Nachrichten oder Aussagen von Politikern und Experten darauf, welches Interesse hinter den Aussagen stecken könnte – Interessenvertreter versuchen sich nämlich auch über diese Wege Gehör zu verschaffen.

Vielleicht sind Sie selbst schon darauf gekommen: Mit diesem Buch schwinge ich mich selbst auch zum „Experten" für Ihr Leben auf… Folglich müssen Sie sich fragen, ob dieses Buch für Sie einen Nutzen hat oder nicht – ob es für Sie richtig ist oder nicht. An dieser Stelle kann ich davon ausgehen, dass Sie das Buch wohl schon gekauft haben – der Verlag dürfte also hier schon etwas entspannter sein, wenn ich das jetzt infrage stelle. Wie wollen Sie jetzt aber beurteilen, ob dieses Buch in Ihrem Sinne ist? Auf jeden Fall nicht, weil der Autor ein angeblicher Experte ist! Es geht darum, wie Sie die Aussagen in diesem Buch beurteilen! Können Sie zustimmen oder vielmehr: Wo können Sie zustimmen und wo nicht? Bilden Sie sich – kritisch – Ihre eigene Meinung und entscheiden Sie auf dieser Grundlage – bewusst!

Und hier kommt Sie wieder: Die Landkarte! Ich hoffe, ich konnte Ihnen ein wenig näherbringen, wie versucht wird, unseren Blick auf die Karte zu ändern. Jetzt soll es darum gehen, wie gewohnt der schiefe Blick auf die Landkarte ist.

2.3 Denkmuster

Wir haben also bisher festgestellt, dass unsere Wahrnehmung gar nicht so eindeutig ist, wie wir uns das bisher vorgestellt haben. Vielmehr nehmen wir Situationen und Dinge nicht direkt wahr, sondern nur eine umfangreiche und unbewusste Interpretation davon. Diese unbewusste Interpretation ist nicht nur sehr umfangreich, indem sie eine einfache Situation mit vielen Gedanken verbindet. Die Interpretation ist auch davon abhängig, was wir in der Vergangenheit erlebt und erlernt haben. Aus Filmen und Comics kennt man Engel und Teufel, die auf der Schulter sitzen. Was hier immer für den Widerstreit einer (moralisch) guten und schlechten Alternative der Hauptfigur steht, ist in der Realität noch viel komplexer. Auf Ihren Schultern sitzen Ihre Eltern, Erzieher, Lehrer, Freunde, Verwandten, Politiker, Richter, Verkäufer und reden alle gleichlaut auf Sie ein. Bei diesem Bild kann man wirklich sagen, dass Sie eine große Last auf den Schultern tragen – die gesamte Gesellschaft hat dort Platz genommen. Aber natürlich hören Sie keine Stimmen (das wäre auch nicht gesund!), sondern Sie entscheiden ja wie von alleine, wie Sie sich verhalten – Sie reagieren unbewusst! Einerseits ist unser Gehirn eher faul; oder sagen wir „sparsam". Es reagiert am liebsten mit vorgefertigten Mustern, die sich als Ihre Gewohnheiten und Ihre Persönlichkeit zeigen. Da Sie nicht immer alles in Ruhe durchdenken können und sicher auch nicht wollen, entwickeln Sie mit der Zeit einfache Lösungen: Sie lernen für die unterschiedlichsten Situationen, welche Reaktion eine positive Wirkung hatte (d. h. keine Probleme verursachte) und welche nicht so gut war. Mit der Zeit orientieren Sie sich sicherlich überwiegend an dem Verhalten, das Ihnen keine Probleme verschafft hat. Das ist natürlich gewollt: Damit Sie sich gut in die Gesellschaft bzw. Ihre direkte Gruppe einfügen, wird Ihr Verhalten belohnt oder bestraft. Wenn Ihre Eltern das ganz bewusst und gezielt machen, nennt sich das Erziehung, aber auch die Belohnungen und Bestrafungen anderer passen Sie an die Gesellschaft an, was dann *Sozialisation* genannt wird (man könnte das mit Vergesellschaftung übersetzen: Sie werden an das Leben in der Gesellschaft angepasst). Je nachdem, was Sie für ein Typ sind, fällt das immer ein bisschen anders aus: Manche reagieren sehr sicher und schnell, andere sind eher grüblerisch und immer etwas unsicher. Während die Schnell-Entscheider öfter Fehler machen, weil sie schneller, unüberlegter handeln, wirken die Grübler eben unsicher, machen durch das bessere Durchdenken aber weniger Fehler. Das alles hängt von vielen Kriterien ab, die wiederum von weiteren Faktoren abhängen: Beispielsweise entscheidet der eine schneller, weil er ein höheres Selbstbewusstsein hat, weil er als Kind eher bestärkt denn kritisiert wurde und weil er – am besten – auch kein ängstlicher Typ ist und alles „einfach mal macht".

Wir sind also alle brave Mitmenschen, die in Kindheit und Jugend so lange abgerichtet wurden, bis wir uns schön eingefügt haben (oder eben nicht, was uns dann aber zu Außenseitern macht). Wenn also alles „geklappt hat", dann sind wir alle ungefähr gleich und verstehen uns prächtig. Natürlich gibt es da feine Unterschiede, weil eine Gesellschaft nicht so streng eine Richtung verfolgt. Unsere Gesellschaft oder Kultur besteht aus verschiedenen Untergruppen (Subkulturen). Für alle gelten viele Maßstäbe gleichzeitig (z. B. Gesetze) – oder sollen das zumindest. Je nachdem, zu welcher Gruppe Sie gehören, entsprechen Sie diesen allgemeineren Maßstäben mehr oder weniger: Während für Akademiker Bildung das höchste Gut ist, interessiert diese Arbeiterfamilien nicht so sehr… Marx und Hegel haben einfach nichts über die Installation von Heizungen geschrieben und niemand mag Klugscheißer. Beliebt ist auch das überspitzte Beispiel, dass in kriminellen Kreisen ein großes Geschick im Taschendiebstahl ein hoher, positiver Wert ist – sonst wird irgendwann das Geld knapp, wenn man nicht ständig erwischt werden will und auf dann Staatskosten „übernachten" muss.

Aber gehen wir wieder von diesen überspitzen Beispielen zu etwas Ernsthaftem und Wichtigem zurück: Es gibt meist eine bestimmte Vorstellung davon, wie sich ein „ideales Gesellschaftsmitglied" verhalten soll. Diese vorherrschende Vorstellung, der *Mainstream* oder die *Leitkultur* (wie man das heute wohl verstehen soll), ist zwischen den einzelnen Ländern unterschiedlich: Wir Deutschen gelten ja gerne als fleißig, genau und zuverlässig. Andere eher als entspannt

(s. Abschn. 2.4). Das gilt besonders, wenn die (angeblich) „gemeinsamen" Vorstellungen gar nicht auf das Wohl aller zielen, sondern vielmehr dazu führen, das einzelne Interessen – ganz dezent – mehr berücksichtigt werden als andere! Dann verursacht der Konformitätszwang Probleme und Unzufriedenheit. Welche Denkweisen und welches Verhalten hier in Deutschland erwartet werden, will ich an ein paar Beispielen verdeutlichen. Allerdings ohne Anspruch auf Vollständigkeit. Und natürlich geht es auch darum, was daran unglücklich machen kann (bzw. das auch oft macht).

Deutsche werden im Ausland vor allem wegen ihrem Fleiß, ihrer Pünktlichkeit, Zuverlässigkeit, Diszipliniertheit, Ordentlichkeit und Arbeitsamkeit geschätzt. Diese Tugenden gipfeln in einem schier zwanghaften „Volks-Perfektionismus". Natürlich sind dies alles wertvolle Tugenden, die unschätzbare Vorteile haben. Die gute wirtschaftliche Lage unseres Landes hängt mit diesen Eigenschaften zusammen. Außerdem sieht bei uns alles immer hübsch ordentlich aus – die Kehrwoche ist ja unabhängig davon, ob es schmutzig ist oder nicht. Allerdings gibt es dabei scheinbar keine Grenze, ab der etwas einfach gut ist und auch so bleiben darf. Mit jeder Steigerung rückt die nächsthöhere Stufe in den Blick. Umgekehrt ist eine ausgezeichnete Leistung keiner Erwähnung wert – nur Fehler werden ständig gesucht und auch überdeutlich angemahnt. Was sagen wir da? „Nicht gemotzt ist genug gelobt" – eigentlich kein Wunder, dass es eine solche Redewendung gibt. Ob es dafür in anderen Ländern vergleichbare Aussprüche gibt? Dieser Perfektionswahn gipfelt dann in einer Kultur der Fehlerfreiheit: Fehler dürfen nicht sein, also passieren auch keine Fehler, und folglich gibt es auch keine Fehler einzugestehen. Sollte doch einmal ein Fehler passieren, ist es ratsam seine Existenz zu bestreiten oder den Fehler in einen Vorteil umzudeuten: „It's not a bug, it's a feature" gilt nicht nur für ein weit verbreitetes PC-Betriebssystem. Gerade Vorgesetzte haben oft eine Schwäche für irrwitzige Begründungen „interessanter" Entscheidungen. Diese Entscheidungen müssen zwar nicht der Logik folgen, aber erlangen mit der immer drohenden Kündigung des Beschäftigungsverhältnisses erstaunliche Schlüssigkeit. Wo alles seine Ordnung haben muss, muss natürlich auch *jeder* ins Raster passen. Hilfreich wäre da doch eigentlich eine DIN für den optimal angepassten Bürger. Dann könnte man auch eine Liste gesellschaftlich angesehener Geburtstagsgeschenke anlegen und das nervige Ausdenken von schönen Geschenken hätte endlich ein Ende.

Das führt dazu, dass alles Gute übersehen wird und die Suche nach dem schlechten auf Hochtouren läuft. Werden Sie nicht auch stutzig, wenn einmal alles gerade gut läuft? Dieser Mythos der Fehlerfreiheit beschert uns also schon ein ordentliches Maß an Unzufriedenheit: Tatsache ist, dass wir alle ganz natürlich unsere Fehler haben! Nur zugeben dürfen wir das nicht – man ist ja kein Asozialer… Das lässt uns aber natürlich glauben, dass unsere gesamte Umwelt wirklich perfekt ist und wir die einzigen sind, die Fehler haben – das ist wahrlich unerträglich! Im Übrigen sind unsere wohlwollenden Mitmenschen gerne stets mit Kritik behilflich. Andere auf Fehler hinzuweisen, lenkt am besten von den eigenen Schwächen ab und man kann sich dabei herrlich als Vorbild für den unwürdigen Sünder präsentieren. Dabei ist es auch vollkommen egal, dass eigentlich kaum wirkliche Fehler auszumachen sind. Unseren selbst ernannten Vormündern fehlt es nicht an moralischer Spitzfindigkeit und der zugehörigen betont überheblichen Zurechtweisung des Geächteten. Ein paar kleine sympathische Macken werden da gleich zum „sozialen Säbelzahntiger", den wir bei jeder gerümpften Nase aus dem Busch springen sehen und der uns eine Todesangst einjagt, so wie es die echten Säbelzahntiger scheinbar bei unseren Vorfahren geschafft haben. Außerdem ist soziale Ächtung so existenzbedrohend, dass auf den Tiger verzichtet werden kann und schon ein Busch in der Ferne das „soziale Ableben" einleitet.

Natürlich finden sich wahrlich etliche Zeitgenossen, die sich ein wenig mehr an diese hohen Standards annähern könnten. Allerdings handelt es sich dabei meist um die gesellschaftlichen Verlierer – oder besser Fußabtreter –, die sicherlich ganz andere Probleme zu bewältigen haben. Aber es ist nicht verwunderlich, dass dieses Denken, und das Wahren des schönen Scheins, zu einem hohen *Konformitätsdruck* führen. Auch ist es schwer, einen guten Eindruck zu machen, wo doch nichts gut genug ist: Schwächen lassen sich reichlich erfinden. Ihre über alles erhabenen „Ratgeber" sind sehr gut darin, einfache Meinungsfragen in unumstößliche Naturgesetzte zu verwandeln. Das alles führt auch zu einem lähmenden Pessimismus, der für viele von uns prägend sein dürfte: Wenn sowieso nichts recht ist, wenn man immer der „Mangelhafte" und alles „nicht so einfach" ist, dann verwundert es nicht, wenn wir vor vielem zurückscheuen. Gerade wenn Sie sensibel für Ihre Umwelt sind und Harmonie sehr wichtig finden, stellen Sie eine narrensichere Zielscheibe für jeden Spötter und Besserwisser dar. Bei Ihnen kann man das Ziel dann gar nicht verfehlen! Das ist wieder einmal ein ausgezeichneter Anlass,

kritischer durchs Leben zu gehen: Fragen Sie sich doch einmal, ob alles so perfekt sein muss. Achten Sie in der nächsten Zeit einmal darauf, wofür Sie kritisiert werden und ob
das wirklich so schlimm ist. Ist das überhaupt eine Tatsache
oder wird Ihnen hier einfach eine subjektive Meinung als
Naturgesetz untergeschoben? Und achten Sie ganz genau
darauf, wer sich denn da wieder zum Übermenschen auf-
schwingt und auch warum er das gerade tut – wahrscheinlich geht es ihm nicht um Ihr Wohlbefinden.

Wenn wir uns also alle gleichen, hat das einerseits Vorteile: Es ist nicht leicht, mit Vielfalt umzugehen und zu
akzeptieren, dass manche so oder andere einfach anders
sind. Es vereinfacht die Welt, wenn die meisten ungefähr
das Gleiche denken – es reduziert die Komplexität unserer
Welt und macht es uns einfacher sich darin zurechtzufin-
den (die sogenannte *Komplexitätsreduktion*). Somit müssen
wir nicht immer erst klären, was „richtig" ist und wie man
sich verhält. Es gibt eine Art *Kodex*, den wir als Kinder erlernen, und nach diesem Kodex sind dann auch viele Dinge
von vornherein geklärt. Samstags muss man das Auto wa-
schen und sonntags gibt es Kaffee und Kuchen. Wir haben
diesen Konformitätsdruck verinnerlicht! Es war Teil unseres
Aufwachsens, dass „man" bestimmte Dinge tut und andere
nicht. Wer sich nicht daran gehalten hat, wurde sogleich geächtet und geschmäht. Wir müssen uns also selbst bewusst
machen, dass auch *wir* selbst umgekehrt nicht wissen, was
für den anderen wirklich gut ist. Also müssen wir uns darüber auch keine Gedanken machen, und vor allem können
wir endlich aufhören, die anderen zu belehren und „zu ihrem Glück zu zwingen": Jedem das Seine! Es gibt zwei große
Tendenzen, die seit einigen Jahrzehnten als Etikett für die

Aufweichung der Konformität gelten. Sie heißen *Individualisierung* und *Pluralisierung*. Letztlich kann man vereinfacht sagen, dass wir immer unterschiedlicher – individueller – werden. Pluralisierung ist die Folge davon: Wenn immer mehr Menschen individueller werden, wird die Gesellschaft vielfältiger – es gibt eine Mehrzahl von Lebensweisen und nicht mehr eine dominante Lebensweise. Als Folge davon sind wir aber auch verwirrt, weil es nicht mehr die eine Verhaltensweise gibt, die wir in einer bestimmten Situation einfach zeigen sollen. Wir müssen nachdenken: „Will ich mich so oder so verhalten?" Woran soll man das dann festmachen, wenn es nicht mehr die eine, erwünschte Verhaltensweise gibt? Man muss also beginnen zu überlegen, muss sich Kriterien suchen, nach denen man entscheiden kann, wie man sich denn nun fortan verhalten soll. Machen Sie sich das doch einmal in der nächsten Zeit bewusst: Verhalte ich mich einfach so, wie es erwartet wird, oder gibt es nicht auch eine Alternative, die mir viel besser gefallen würde? Sie werden merken, dass das auf einmal richtig anstrengend werden kann! Das ist auch der Grund, warum sich viele unserer Zeitgenossen so in das „Gewohnte" flüchten und darauf sogar eisenhart bestehen. Sich anders verhalten bedeutet Unsicherheit, und diese ertragen Menschen von Natur aus eher schlecht. Aber vielleicht können Sie auch bei sich selbst diese ängstliche Reaktion beobachten. Achten Sie auf dieses Gefühl, machen Sie es sich bewusst! Lernen Sie zu erkennen, ob Sie nur aus Ängstlichkeit in einer bestimmten Weise reagieren. Und dann überlegen Sie sich doch einmal, ob es wirklich so gefährlich ist und ob es anders nicht besser für Sie wäre. Natürlich können Sie jetzt erst einmal noch vorsichtig reagieren und sich Gedanken machen! Sie bestimmen Ihr Tempo selbst!

Welche Einflüsse sind aber für uns prägend und warum werden diese gezielt (aus-)genutzt? Wir haben ja schon gesehen, dass man unser Denken und Verhalten gerne vorhersieht und sich „darauf einstellt". Das Beispiel schlechthin ist die Werbung: Ist Ihre Rente sicher? Genaugenommen können wir das nicht wissen. Allerdings, wenn ein Mensch im Anzug ganz seriös um Ihr Auskommen im Alter besorgt ist, dann regen sich erste Angstgefühle in Ihnen. Dieser Mensch im Anzug ist nämlich ein „Experte"! Er weiß viel besser Bescheid, und wir können Experten immer trauen. Bestenfalls ist es ein „unabhängiger" Experte von einem – angeblich – ganz bekannten Institut, das ausgerechnet nur Sie nicht kennen. Womöglich ist es aber auch ein Experte der Versicherung, die gerade suggeriert, dass sie Sie im Alter mit Geld überhäufen möchte – gegen eine ganz kleine monatliche Einzahlung. Sie haben schon eine Rentenversicherung? Sind Sie sicher, dass diese wirklich ausreicht?

Bei Werbung würde sicherlich jeder von uns sagen, dass das doch ganz klar zu durchschauen ist! Aber warum geben denn die Firmen so viel Geld für Werbung aus, wenn sie sowieso nicht funktioniert? Natürlich werden Sie nicht sofort eine neue Versicherung abschließen, aber es wird nicht das letzte Mal sein, dass Sie auf diesen Gedanken gebracht werden! Deutlich seriöser als Werbung sind natürlich Nachrichten, Fachmagazine und Talkshows. Komischerweise wird Ihnen dort auch wieder gesagt, dass die Renten unsicher sind: Besorgte Politiker „raten dringend zu privater Vorsorge" – es geht ihnen dabei nur um Ihr Bestes (Ihr Geld). Warum tun sie das? Einerseits können sie natürlich die staatlichen Ausgaben für Renten ruhigen Gewissens reduzieren, wenn der Bürger für sich selbst sorgt – für Ihre Einzahlung in die Rentenkasse findet sich dann sicherlich eine andere Verwertung. Allerdings befeuert diese Aussage natürlich auch den Umsatz der Versicherungswirtschaft. Immerhin müssen Politiker ja wissen, ob die Renten unsicher werden. Nennen wir es einfach einmal vorsichtig eine „Wirtschaftsförderung", ohne uns Gedanken um andere Motive von Politikern zu machen.

Wenn Sie mir hier zustimmen, dann sind also Politiker auch nicht so glaubwürdig, wie man meinen möchte. Aber es gibt ja noch Journalisten! Die müssen doch sachlich berichten! Wir sollten aber nicht vergessen, dass Journalisten auch Miete zahlen müssen und folglich Geld verdienen müssen. Sie arbeiten also bei einer Zeitung oder bei einem Sender. Und da sollten wir wieder kritisch werden: Wem gehört ein Zeitungsverlag? Und was hat der Besitzer für Absichten? Sicherlich geht es darum, mit der Zeitung Geld zu verdienen! Verlage gehören oft zu großen Unternehmensgruppen. Wenn nun aber eine Verflechtung von Verlag und anderen Firmen im Hintergrund besteht, wird dann die Zeitung nicht vielleicht auch dafür genutzt, den Bürger auf bestimmte Dinge zu lenken, die anderswo wieder mit einem kaufbaren Produkt zusammenhängen? Was macht unser angestellter Journalist? Von der Verlagsleitung werden die Themen bestimmt, und er hat einfach einen passenden Bericht zu liefern… Was wird da, direkt oder indirekt, zu lesen sein?

Jetzt werden Sie sagen, dass es doch aber viele unabhängige Initiativen und Institutionen gibt, die einen neutralen Blick auf solche Fragen werfen! Aber sind diese so unabhängig? Wenn eine Stiftung den Namen einer großen Firma trägt, dann kann das natürlich nur aus „unternehmerischer Verantwortung für die Gesellschaft" sein. So wird das auch gerne dargestellt! Und dieser Eindruck soll ja auch entstehen! Haben Sie sich aber einmal genauer angeschaut, ob sich in den Bemühungen einer solchen „wohltätigen Einrichtung" nicht bestimmte Muster ergeben, die man mit anderen Interessen verbinden kann?

Mit diesem Beispiel will ich zeigen, dass wir bestimmte Dinge glauben, die dann unser Verhalten beeinflussen: In der Werbung dürfen nur korrekte Informationen zu dem beworbenen Produkt verbreitet werden. Politiker sind neutrale Volksvertreter. Nachrichten und Magazine sind journalistisch einwandfreie Berichterstatter. Unabhängige Einrichtungen verfolgen nur uneigennützige Zwecke. Können wir uns da wirklich so sicher sein? Hinzu kommt noch, dass unsere Eltern „schon immer" einer bestimmten Versicherung vertraut haben und man „da gar nichts falsch machen kann" (denken Sie an die Komplexitätsreduktion!). Ihre Bekannten sind natürlich auch Versicherungsexperten und schwören auf die Riester-Rente (doch woher haben sie ihr Wissen?). Wenn wir uns also kritisch mit unseren Informationsquellen auseinandersetzen, sollte der Eindruck entstehen, dass hier zumindest viel Potenzial für „gezielte Verwirrung" vorhanden ist. Aber was kann man tun? Schließlich geht es ja nicht nur um Versicherungen! Wenn Ihnen in der Werbung eine „Bilderbuch-Mutti" zeigt, wie einfach man seine komplette Wohnung vollkommen keimfrei halten kann, um Ihre Kinder vor biologischer Verseuchung zu schützen, dann steht es für Sie außer Frage das auch zu tun!

Oder wollen Sie nicht doch lieber ein paar Semester Medizin studieren, um das besser beurteilen zu können?

Es wird also gezielt mit verschiedenen Dingen gearbeitet: Wir können nicht alles wissen, wir bekommen sehr schnell Angst, wenn man es uns nur deutlich genug nahelegt, und wir vertrauen bestimmten Institutionen oder Menschen.

Natürlich funktioniert das so oder anders in ganz vielen Bereichen! Sie finden, dass Sie immer mehr arbeiten müssen und immer weniger effektiv verdienen? Das täuscht: Ihr Chef findet schnell Ersatz für Sie – es gibt ja so viele Interessenten, die sich über Ihre Stelle freuen würden! Aus der Politik tönt es zur Beruhigung „Leistung muss sich wieder lohnen". Sie werden schon Ihren Anteil abbekommen… Ihre Freunde arbeiten doch auch unglaublich viel – das ist doch ganz normal! Familie und Beruf sind heutzutage vollkommen miteinander vereinbar, auch wenn Sie sechzig bis achtzig Stunden in der Woche arbeiten: Zahlreiche „Power-Frauen" leben es Ihnen vor, und als Mann macht man halt einfach vor allem Karriere.

Wichtig ist es, dieses Prinzip zu verstehen: Es gibt jemanden, der uns sagt, was für uns richtig ist und was wir folglich tun sollen. Diese Aufforderungen werden über verschiedene Kanäle zu Ihnen geleitet und alle diese Kanäle *müssen* vollkommen glaubwürdig wirken. Da wir vieles gar nicht richtig beurteilen können, müssen wir uns einfache Strategien überlegen, wie wir die Probleme doch lösen. Und viele dieser Strategien haben wir einfach so „nebenbei" in unserer Kindheit vorgelebt bekommen und denken gar nicht über sie nach… Außerdem gibt es ja immer „gute Bekannte", die alles wissen und es Ihnen auch gerne unaufgefordert verraten.

Es gibt also wieder reichlich Stoff, die Welt kritisch zu betrachten. In der Landkarten-Metapher bedeutet das, eine Landkarte wirkt nur oberflächlich ganz eindeutig. Und das, was wir vor Augen haben, wenn wir die Landkarte betrachten, ist auch sehr simpel, allerdings verarbeiten wir nicht nur die Fakten wie Landesgrenzen und Städte. Alle diese örtlichen Informationen sind nur der Raum, in dem wir etwas tun können. So ist es auch mit der Gestaltung des eigenen Lebens: Viele Dinge, an denen wir uns orientieren, scheinen so fest und unumstößlich wie die Orte und Regionen einer Landkarte. Es gilt jetzt aber zu verstehen, dass wir im Gegensatz zur wirklichen Erde in unserem Leben Berge versetzen können, auch wenn sie erst einmal unverrückbar wirken. Was bedeutet das konkret: Im wirklichen Leben bekommen Sie eine hübsche Landkarte. Diese hat sich jemand ganz bewusst ausgedacht und so gestaltet, wie es ihm am nützlichsten ist. Ihr Zweck ist, Sie auf bestimmte Orte zu lenken, an denen Sie etwas tun sollen, was jemand anderem nützt. Diese Karte verheimlicht Ihnen aber, was Sie sonst noch tun könnten. Sie suggeriert Ihnen, was für Sie am besten ist. Und sie stellt einiges so dar, als hätten Sie keine Wahl. Ihr Ziel ist es, allen Ballast aus dieser Karte auszublenden, sie ganz eigen und kritisch zu lesen, Bereiche wahrzunehmen, die in der Karte verborgen sind, und von den suggerierten Routen abzuweichen – nicht immer, aber immer, wenn Ihnen der vorgegebene Weg widerstrebt.

Wird Ihnen die Metapher jetzt doch ein bisschen zu abgehoben? Ich will es einmal einfach so formulieren: Wir haben ein Bild von unserer Welt, das sehr eindeutig und klar erscheint. Dieser Eindruck täuscht aber. Wir müssen unsere Welt genauer betrachten und weniger gewohnheitsmäßig

Entscheidungen treffen. Das bedeutet viele neue Möglichkeiten und mehr Freiheit, es bedeutet aber auch, dass nicht mehr alles so einfach ist und wir viel mehr Verantwortung für unser Handeln tragen. Schließlich geht es nicht darum, dass Sie jetzt tun können, was Sie wollen, sondern darum, dass Sie in vielen Bereichen scheinbarem Druck ausweichen können, dass scheinbare Hürden nicht so absolut sind und auch, dass Sie sich bewusst gegen Dinge stellen können, die Sie aus Gehorsam machen und die Ihnen ein schlechtes Gewissen bereiten.

Die Frage ist nun, was verleitet uns zu unserer momentanen Denk- und Sichtweise?

2.4 Wie wir unsere Welt konstruieren

Können Sie sich noch an den Abschnitt „Ich sehe was, was Du nicht siehst" erinnern? Höchstwahrscheinlich nicht, weil Sie ja bis hierhin so viel anderes lesen mussten. Ich will also nochmal kurz das Wesentliche aus diesem Abschnitt wiederholen. Vielleicht wundern Sie sich, warum ich da solange um den heißen Brei herum rede!? Möglicherweise ist Ihnen schon aufgefallen, dass sich einige Dinge immer wieder wiederholen. Das liegt nicht daran, dass ich keine Lust hatte, das Buch sauber zu strukturieren. Es dient zweierlei Zwecken: Mit gezielten Wiederholungen sollen Sie sich die wesentlichen Aussagen leichter einprägen können. Außerdem geht es hier um ganz viele verschiede Aspekte einer großen, komplizierten Sache. Alles hängt irgendwie zusammen und ist auch nicht so leicht auseinanderzudröseln. Ich versuche deswegen immer, diese vielen zusammenhängenden Dinge aufzugreifen und die Verbindungen aufzuzeigen. Aber natürlich nicht von A bis Z, sondern nach einem gedachten roten Faden, der sich an einer anschaulichen Erzählung orientiert. Bei den genervten Besitzern eines fotografischen Gedächtnisses entschuldige ich mich aber für die Redundanz!

Viel früher habe ich also versucht aufzuzeigen, dass das, was wir sehen und hören, nur ein Bruchteil von dem ist, was in unserem Gehirn dann als Bild unserer Welt entsteht – in ganz grundsätzlichen Sachen, aber auch bei ganz konkreten Situationen. Erinnern Sie sich an den Baum: Wir sehen alle den gleichen Baum, aber je nachdem wie wir aufgewachsen sind, was für uns gerade wichtig ist und in welchem Umfeld wir leben, haben wir ganz unterschiedliche *Assoziationen*. Wir interpretieren den Baum mit unserem Wissen, nach unseren Gewohnheiten und nach der Erwartung unseres Umfeldes: Bäume sind (angeblich) schön, Bäume sind schützenswert, Bäume stehen dem Ausbau der Autobahn im Weg, Bäume sind Brennholz oder „Bäume sind mir egal, aber die anderen erwarten, dass ich den Baum auch toll finde". Was hat das nochmal mit dem Baum zu tun? Der Baum spielt hier eine Nebenrolle, vielmehr geht es um das, was Ihnen aus anderen Gründen in den Sinn kommt, wenn Sie den Baum sehen.

Nach den vielen Beispielen möchte ich jetzt vergleichsweise direkt auf ein paar wichtige Faktoren eingehen, die beim Betrachten des Baumes eine Rolle spielen. Einerseits sind das wichtige, starke Einflüsse (*soziale Konstruktion, Internalisierung, Subjektivität, Erwartung, Selektivität, Generalisierung, Komplexitätsreduktion* und *Maximierungsdenken*). Keine Sorge: Das wird keine Vorlesung und einige der Begriffe sind Ihnen ja auch schon begegnet. Andererseits geht es um die Konsequenzen für unser Leben (*Gewohnheit*, *positive Umkehrung* und *Hürden*). Das soll den Grundstein für eine neue Sichtweise legen: Wenn Sie erkennen, was Ihnen heimlich Grenzen setzt, dann können Sie diese Grenzen in Angriff nehmen!

Ein großes Hindernis für unsere Entscheidungen und damit für unser Verhalten sind soziale Konstruktionen. Das ist eine sehr abstrakte und äußerst ungewohnte Sicht von Dingen in unserem Alltag. Mir ist dabei wichtig zu verstehen, warum das so wesentlich ist: Es gibt Dinge, die unveränderbar sind, und es gibt Dinge, die unveränderbar scheinen. Es gibt also Dinge, die eindeutig so sind, wie sind: Wenn Sie einen Apfel in der Hand haben und ihn loslassen, dann fällt er auf den Boden. Das ist ein Naturgesetz und nur mit Tricks zu umgehen. In früheren Zeiten herrschte in vielen Ländern eine strikte Rassentrennung zwischen „weißer" und „schwarzer" Hautfarbe. Die meisten kennen sicherlich die damalige amerikanische Regelung, dass Menschen mit „schwarzer" Hautfarbe in Bussen stets hinten und getrennt von den „Weißen" sitzen mussten. Auch gegenwärtig gibt es noch teilweise starke Vorbehalte gegenüber anderen ethnischen Gruppen. Für die meisten ist es aber heute unvorstellbar, eine solche Diskriminierung zu dulden. Was man sich aber heute nur sehr schwer vorstellen kann, ist, dass diese Diskriminierung vollkommen selbstverständlich war. Sie wurde von der Mehrheit der Menschen als selbstverständlich erachtet und, nahezu wie ein Naturgesetz, nicht infrage gestellt. Aber das ist eine Regelung, die nicht von Natur aus besteht, sondern die in menschlichen Gemeinschaften erdacht wurde. Man hat hier also ein soziales

Gesetz entwickelt, das aus verschiedenen Gründen als notwendig erachtet und dann strikt durchgesetzt wurde.

Dieses Beispiel soll zeigen, wie eine soziale Konstruktion wirkt. Das Beispiel ist einerseits gut, weil sich heute (leider fast) niemand mehr eine so unwürdige Behandlung von Menschen vorstellen kann. Das Beispiel ist andererseits aber schlecht, weil sich heutzutage die wenigsten Menschen vorstellen können, wie unumstößlich und selbstverständlich das damals war. Aber denken Sie doch einmal an homosexuelle Beziehungen: Vor wenigen Jahrzehnten waren diese noch vollkommen ausgeschlossen, und heute ist ihre Akzeptanz ein sozialer Wert, der wiederum von gesellschaftlichen Einrichtungen und Personen vertreten wird. Hier wurde also eine soziale Konstruktion „umkonstruiert". Dieses Beispiel ist deswegen so gut, weil wir uns hier gerade im Übergang befinden: Viele können diese neue Sicht auf Homosexualität nicht verstehen und lehnen sie ab. In einigen Jahrzehnten werden homosexuelle Verhältnisse aber so normal wie gleichgeschlechtliche Beziehungen sein. In der nahen Zukunft werden unsere Kinder mit immer mehr Akzeptanz für und sogar in homosexuellen Beziehungen aufwachsen und das wiederum an ihre Kinder weitergeben. In ein paar Generationen wird man sich also über die Ächtung der Homosexualität wundern und amüsieren und unsere jetzige Zeit als primitiver und rückständiger bezeichnen!

Solche ganz grundlegenden Beispiele gibt es reichlich: sei es die Emanzipation von Frauen, die Abschwächung religiöser Regeln oder die Integration von Menschen mit Behinderung. Alle diese Dinge haben sich in den letzten Jahrzehnten verändert (auch wenn der Prozess jeweils noch lange nicht abgeschlossen ist!). Das sind Beispiele für soziale Konstruktionen oder Erfindungen, die früher absolut waren und heute umgekehrt gelten. Warum ist das nun für Sie persönlich so wichtig? Es gibt nicht nur solche grundsätzlichen, sozialen Konstruktionen! Es gibt auch viele andere, die ebenso als absolut gelten und nicht unbedingt Ihrem Wohl dienen: Macht, Status, Reichtum, Schönheit, Erfolg, Karriere, Beliebtheit, viel Sex, tolles Auto, immer recht haben, der Beste sein... Das ist doch alles echt super und jeder will es haben (oder?)! Zumindest sind Sie nicht der Platzhirsch, wenn Sie da nicht mithalten können. Es geht aber noch ein bisschen komplizierter: Pünktlichkeit, Zuverlässigkeit, Ordentlichkeit, Gehorsam, Pflichterfüllung, Angepasstheit... Das ist doch auch alles lobenswert und wichtig (oder?)! Im Dritten Reich haben wir sehr deutlich gesehen, dass Gehorsam und Anpassung äußerst gefährlich sind und wir das niemals vergessen dürfen. Aber was ist mit Pünktlichkeit, Zuverlässigkeit und Ordentlichkeit? Das hat alles seine Vorteile, aber auch seine Grenzen und kann auch schädlich sein. Wenn Sie einen Herzinfarkt bekommen, weil Sie zu einen Termin nicht pünktlich sind oder mit 200 Stundenkilometern über die Autobahn rasen, um ihn doch zu schaffen, schaden Sie damit offensichtlich sich selbst und anderen. Wenn Sie Ihre Mitmenschen ständig mit Ihren Belehrungen nerven, wann der richtige Zeitpunkt für das Wischen des Treppenhauses ist, dann machen Sie sich selbst und anderen unnötige Probleme.

Das Wichtige an sozialen Konstruktionen ist also, dass sie uns ein Denken vorgeben, das gar nicht so sein muss. Es ist in seiner Absolutheit sogar oft sehr schädlich, wenn aus ein paar Minuten Verspätung eine Kündigung folgt und eine

dass man sie in sich aufgenommen hat. Warum ist das jetzt wieder so wichtig? Die sozialen Konstruktionen, um die es eben ging, sind nur deshalb so mächtig, weil wir sie so stark verinnerlicht haben, dass wir sie gar nicht mehr infrage stellen können (oder wollen). Ohne dieses starke „in sich aufnehmen", d. h. annehmen und übernehmen, würden wir vielleicht viel eher einmal an etwas zweifeln, was uns nicht richtig erscheint. Dies ist also der Grund, warum diese sozialen Erfindungen so unumstößlich sind (oder wirken). Ebenso wichtig ist aber noch etwas anderes: Internalisierung ist nicht nur ein Ergebnis (etwas verinnerlicht haben), sondern auch ein Vorgang (etwas verinnerlichen). Dieser Vorgang wirkt ganz stark bei unserem Aufwachsen als Kinder. Man könnte sogar sagen, dass er die Absicht von Erziehung ist. Als Kind kommen wir auf eine Welt, von der wir noch nichts wissen. Wir müssen erst einmal alles darüber lernen. Wir lernen einerseits, dass Äpfel herunterfallen, wenn man sie loslässt. Wir lernen aber auch andererseits, dass wir pünktlich in die Schule müssen. Genauso wie die Sonne auf- und untergeht, ist man pünktlich in der Schule und folgt brav den Anweisungen von Erwachsenen. Für Kinder macht es keinen Unterschied, ob es ein Naturgesetz oder eine soziale Erfindung ist. Beides ist halt so und nicht anders. Und bei der Erziehung durch Eltern, Erzieher, Lehrer, Nachbarn etc. hat man meistens nicht den Nerv, alles immer stundenlang zu erklären. Da ist die Begründung eben oft „Das ist halt so". Auf diese Weise lernen wir also in unserer Kindheit sehr viele Dinge, über die wir gar nicht nachdenken müssen (oder sollen oder dürfen). Gerade diese sozialen Erfindungen der Menschheit sind dann auch schwer zu erklären, vor allem, wenn wir selbst ohne solche Erklärungen aufgewachsen sind. Aber das zeigt eben, warum wir vieles einfach so hinnehmen, als wäre es ein Naturgesetz. Natürlich gibt es ganz viele Anlässe zu lernen, dass die Dinge nicht so eindeutig sind: Wenn z. B. andere Kinder aus Kindergarten oder Schule etwas anders machen, als wir es zuhause gelernt haben, dann waren wir als Kind natürlich unglaublich verblüfft und fasziniert (Kinder sind ja sehr neugierig und lernfähig). Und das ist auch eine wichtige Funktion von Kindergarten und Schule: Wir lernen, dass es in einer größeren Gruppe anders ist als in der kleinen Familie. Allerdings stellt sich die Frage, warum wir dabei nicht auch lernen, dass vieles unterschiedlich gesehen werden kann? Der Grund ist einfach: Unsere Eltern haben selbst eine bestimmte Sicht der Dinge erlernt und später für sich gefestigt. Dazu gehört oft, dass man sich mit einer bestimmten, gesellschaftlichen Gruppe identifiziert. Man gehört dieser Gruppe an, weil man ihr ähnlich ist oder ihr ähnlich sein möchte. Zu menschlichen Gruppen gehört es, dass man sich verbündet und abschottet: Akademiker versus Arbeiter, Reich gegen Arm, Künstler gegen Realisten etc. Wir schaffen uns damit in einer Gesellschaft unterschiedliche „Räume", in denen man den Kontakt auf Menschen begrenzen kann, die einem ähnlich sind. Der Vorteil ist, dass man mit ähnlichem Denken weniger Konflikte austragen muss. Außerdem kann man mit viel Geld einfach andere Dinge machen als mit wenig Geld, und als Akademiker mag man andere Sachen als ein Arbeiter. Wir sind unterschiedlich, und das ist auch gut so. Allerdings behauptet jede Gruppe von sich, die beste zu sein und die eine Wahrheit zu vertreten. In der Folge lernen wir als Kinder zwar andere Lebensstile kennen, diese werden aber sofort von unseren Eltern und den anderen Mitgliedern unserer Gruppe geächtet. Da sind die Arbeiter (die unteren Schichten) dann gern einmal „die Asozialen", das „Proletariat", die Akademiker sind dann die „weltfremden Schlauberger" und die Reichen die „kapitalistischen Snobs".

Wir verinnerlichen also bestimmte soziale Erfindungen – obwohl wir andere Ansichten erleben –, weil unsere Gruppe die eigene Ansicht strikt verteidigt und absolut setzt, Alternativen leugnet und ächtet. Und dabei ist dann die Begründung nicht „Das ist halt so", sondern „Das macht man nicht" oder „Das ist asozial". Neben unserem direkten Umfeld gibt es dann noch weitere Einflüsse, die die „Konstruktion unserer Welt" während des Aufwachsens beeinflussen. Es gibt anerkannte Menschen und Organe, die die „Wahrheit" verkünden: Das haben wir aber schon in Abschn. 2.3 gehört: Experten, Politiker, mächtige Menschen, Medien, Werbung geben dominant vor, was gerade „richtig" ist. Und das wird dann von den „Meinungsführern" in unserer gesellschaftlichen Gruppe gerne wiederholt und uns auch unaufgefordert nahegelegt. Leider wird dies oft auch von unseren direkten Bezugspersonen unkritisch aufgenommen.

Bisher werden wir also von „sozialen Erfindungen" (sozialen Konstruktionen) geprägt, die wir außerdem so stark verinnerlichen, dass sie uns wie Naturgesetze vorkommen. Man könnte also sagen, wir haben eine eigene gesellschaftliche Wahrheit bzw. in unserer gesellschaftlichen Gruppe (Subkulturen) eine eigene *Gruppen-Wahrheit*. Und von dieser sind wir vollkommen zweifelsfrei und ohne darüber nachzudenken überzeugt. Schließlich haben wir diese Dinge ja ganz eindeutig in unserer gesamten Kindheit so gelernt! Was geschieht nun, wenn wir mit einer anderen Gesellschaft (einem anderen Land) oder mit einer anderen gesellschaftlichen Gruppe (Arbeiter mit Akademikern) Kontakt haben? Man kann wirklich sagen: „Da prallen Welten aufeinander!" Nämlich zwei Wahrnehmungs- und Denkwelten! Natürlich sind die Gesetze in beiden Welten absolut und die Gesetze der anderen Welt sind, überspitzt, vollkommen unverständlich, lustig, merkwürdig oder gern auch „falsch". Das heißt, wir haben eine unterschiedliche, persönliche (subjektive) Sicht auf die Dinge und sind uns dieser gar nicht so bewusst. Diese *Subjektivität* (subjektive Sicht) ist also eine vollkommen unbemerkte Sicht der Welt. Da die Subjektivität meist beiden Seiten unbewusst ist, verwundert es nicht, wenn wir uns oft vollkommen verständnislos gegenüberstehen. Jeder ist ja von der Richtigkeit seiner Sicht bis ins Innerste überzeugt und stellt sie gar nicht in Frage. Die Folge ist, dass das Gegenüber unbedingt eines Besseren belehrt werden muss. Bei vielen Dingen, gerade bei diesen sozialen Konstruktionen, handelt es sich um nichts als um Meinungen, die wir schier als Naturgesetze auffassen! Kein Wunder, dass man da gerne stundenlang aneinander vorbeiredet.

Natürlich ist das noch leicht nachvollziehbar, wenn man jemandem gegenübersteht, der sich klar von der eigenen Person unterscheidet. Da sind auch immer schnell Argumente parat, warum sich das Gegenüber irrt. Diese Argumente haben wir ja in der Kindheit als Begründung kostenlos dazubekommen. Da diese „Das ist so"-Begründungen aber eigentlich gar keine sind, werden die Diskussionen auch gern unsachlich. Dann muss nämlich auf andere Rechtfertigungen zurückgegriffen werden: Der soziale

Status (Geld, Position, Bildung etc.) wird dann gegeneinander gemessen, und der Unterlegene hat Unrecht: Ergo
hat Ihr Chef, der mit dem dickeren Auto oder eben der
mit dem tolleren Hochschulabschluss immer recht. Diese
unsachlichen Diskussionen erkennt man gerne an solchen
Formulierungen: „So ein Blödsinn.", „Das weiß doch jedes
Kind.", „Das war schon immer so!", „Weil ich es sage!" etc.
Sie kennen das sicher.

Noch schwieriger wird es unter relativ gleichen Menschen, die sich in vielen Merkmalen sehr stark ähneln. Hier
kommt dann eine weitere Subjektivität ins Spiel, die die
Hackordnung weiter verfeinert. Wir verspüren immer das
Bedürfnis, dem Gegenüber überlegen zu sein (also in der
Gruppe und damit in der Hackordnung höher zu stehen).
Das lässt sich wahrscheinlich gut mit unserer Abstammung
von sozialen Tieren begründen, die ihr Zusammenleben
auch mit einer Hackordnung organisieren. Das Problem
für uns Menschen ist jetzt aber, dass die Vereinbarung der
Hackordnung mit Gewalt „out" ist. Man muss sie also
verhandeln, mit Worten. Und da wird es wieder subjektiv.
Aufgrund des Bedürfnisses überlegen zu sein, schätzen Sie
Ihr Gegenüber immer – von Beginn an – im Verhältnis zu
Ihnen selbst ein. Wenn es eine formale Hierarchie gibt, „…
ich bin Sachbearbeiter und er Abteilungsleiter…", dann
haben Sie gleich verloren und ordnen sich unter. Wenn Sie
aber keine solche klare Regelung sehen, dann – raten Sie
mal – sind Sie geneigt sich höher einzuschätzen. Das läuft
erst einmal ganz automatisch ab: Sie haben das Bedürfnis,
der Überlegenere zu sein, Sie reagieren emotional, gefühlsmäßig gleich so (wenn es eben keinen Hinderungsgrund
gibt), und Sie suchen nebenher gleich nach Argumenten,

die Ihre Überlegenheit begründen. Sie blenden aber Argumente für Ihre Unterlegenheit gern und vollkommen unbewusst aus (ich komme später noch auf selektive Wahrnehmung und Vorurteile).

Aber eigentlich ging es doch gar nicht um unsere Schuld, sondern darum, wie wir unsere Welt (ungünstig) konstruieren. Es ist für Sie wichtig sich bewusst zu sein, dass wir viel mehr von Meinungen (von Subjektivität) betroffen sind, als wir denken. Es ist wichtig zu verstehen, dass uns das nicht bewusst ist, weil „unsere Wahrheit" sich wie ein Naturgesetz anfühlt! Das ist einerseits wichtig, wenn Sie negativ von irgendeiner Person in Ihrem Umfeld beeinflusst werden: Viele Ratschläge dienen nicht Ihrem Wohl, viele Nebenbemerkungen haben eine große Wirkung und viele Hilfsangebote haben eine andere Absicht. Es hilft Ihnen aber auch umgekehrt, wenn Sie wieder einmal vor einem Mitmenschen stehen, und er Ihnen „ein X für ein U vormacht". Reagieren Sie nicht böse, machen Sie sich bewusst, dass Ihr Gegenüber ebenso subjektiv von seiner Sicht überzeugt ist, wie Sie von Ihrer. Die schwierige Aufgabe ist es herauszufinden, wie denn nun die Wahrheit aussieht. Wenn Sie sich bewusst sind, dass sehr vieles nur eindeutig scheint, dann können Sie die Augen offenhalten und sich dann fragen „Was steckt dahinter?". Suchen Sie gezielt nach Subjektivität und den Gründen oder Absichten dahinter! Auch bei Ihnen selbst. Es könnte Ihnen die Augen öffnen und ganz neue Horizonte zeigen. Gerade, wenn Ihnen etwas „Fundamentales", etwas ganz Grundlegendes im Weg steht und Sie an einer wichtigen Veränderung hindert, sollten Sie sich fragen: „Ist das jetzt eine subjektive, soziale Konstruktion, die ich nur verinnerlicht (internalisiert) habe, und warum wird das so gesehen?" Hinterfragen Sie also die Dinge kritisch, und einiges wird sich für Sie relativieren. Alte Menschen können das aufgrund ihrer vielen Erfahrungen sehr gut (allerdings nicht alle). Nur leider wäre es schade, bis zum hohen Alter zu warten und bis dahin „den Kopf einzuziehen".

Ein weitere, sagen wir „kleine Einschränkung" unserer Wahrnehmung ist die *Erwartung*. Durch unser Wissen, unsere Erfahrungen, unsere Erinnerung sind wir nicht nur in der Lage, bereits Erlebtes in unser Denken einzubinden, sondern können uns auch Gedanken über die Zukunft machen. Allerdings sind wir leider keine Hellseher – alle, die das von sich glauben, haben immer gewisse Schwierigkeiten das zu beweisen. Wir machen also aufgrund unserer Erfahrung Annahmen, was sich in der Zukunft in einer bestimmten Situation ereignen dürfte. Das sind natürlich nur Spekulationen, allerdings sind diese oft unbewusst oder so überzeugend, dass wir nicht darüber nachdenken, dass es so sein könnte. Wir sind oft davon überzeugt, dass es so sein wird! Wir erwarten es also, und diese Erwartungen prägen dann unsere Wahrnehmung und unser Verhalten. Ein kleines Beispiel: Sie haben auf der Arbeit einen kleinen Fehler gemacht und Ihr Vorgesetzter gilt als „eher streng" – oder auch als „Tyrann". Aus Ihrer Erfahrung wissen Sie, dass er diesen Fehler „sehr deutlich kritisieren" wird, das heißt „…das gibt ein Donnerwetter…". Sie erwarten also eine Strafpredigt in der näheren Zukunft. Beim nächsten Zusammentreffen mit Ihrem Vorgesetzten spricht er aber das Thema gar nicht an. Wie reagieren Sie? Ohne Ihre Erwartung würden Sie ganz entspannt auf das reagieren, worum es tatsächlich geht. Dank Ihrer Erwartung reagieren Sie aber nicht gelassen – Sie reagieren irritiert! Banal? Ja, es kommt aber darauf an, dass Sie wegen Ihrer Erwartung tatsächlich anders reagiert haben! Ihre Erwartung hat Ihr Verhalten verändert – nicht stark und auch nicht lange, aber es ist passiert. Das geht natürlich noch weiter: Ein bekanntes Phänomen ist der *Pygmalion-Effekt* beziehungsweise die „sich selbsterfüllende Prophezeiung". Es geht wieder mit Ihrer Erwartung los, und zwar beispielsweise ungefähr so: Sie möchten sich bei Ihrem Nachbarn etwas ausleihen – sagen wir den Rasenmäher. Es ist zwar Samstag, aber ein guter Tag zum Rasenmähen, und Sie denken sicherlich, dass Ihr Nachbar etwas Besseres zu tun hat. Außerdem geht es ihm sicher schon auf die Nerven, Ihnen seinen Rasenmäher zu leihen, auch wenn er etwas anderes sagt. Sie wollen Ihren Nachbarn also lieber nicht am Samstag stören, und zudem ist es Ihnen peinlich, schon wieder zu fragen. Wie verhalten Sie sich? Sie entschuldigen sich gleich für die Störung, Sie signalisieren, dass es Ihnen unangenehm ist, Sie sind ganz kurz angebunden und benehmen sich hektisch. Wie reagiert Ihr Nachbar? Er sieht nur jemanden, der nicht entspannt ist, der hektisch redet, schlecht drauf zu sein scheint und es offenbar eilig hat. Also wird er zurückhaltend reagieren, wenig reden und Ihnen schnell den Rasenmäher geben. Er hat also genauso reagiert, wie Sie es vorhergesehen (es prophezeit) haben. Allerdings hatte er – in unserem Beispiel – gar nichts vor, hatte gerade Kaffee gemacht und wollte Ihnen einen anbieten, um wieder einmal ein bisschen zu plauschen. Wir haben uns also getäuscht, aber es ist trotzdem geschehen, was wir prophezeit haben. Unsere Prophezeiung hat sich selbst erfüllt, obwohl sie nicht zutreffend war. Was ist passiert? Ihre Erwartung hat wieder Ihr Verhalten verändert, und dieses Verhalten hat die Situation hervorgerufen, die Sie vorausgeahnt haben. Nur, dass das gar nicht so hätte sein müssen! Sie können sich also in Zukunft nicht nur fragen: „Ist das jetzt eine subjektive, soziale Konstruktion, die ich nur verinnerlicht (internalisiert) habe, und warum wird das so gesehen?" Machen wir es richtig kompliziert: „Habe ich – oder werde ich – durch meine subjektive Erwartung, die möglicherweise auf einer sozialen Konstruktion beruht, mein Verhalten in einer Situation so verändert, dass etwas ganz anderes passiert ist?". OK, zu kompliziert. Überlegen Sie sich doch in Zukunft zwei Dinge: Wenn etwas so ist, wie es ist, ob es wirklich so sein muss! Und wenn Sie denken, dass etwas so oder so geschehen wird, ob das wirklich so sein muss, oder ob Sie das nicht bewusst beeinflussen können!

Das wird ja so langsam schon richtig kompliziert. Es geht aber noch weiter! Unsere Wahrnehmung ist also schon mal eher individuell, beruht auf sozialen Erfindungen (oder besser Vereinbarungen), die wir so stark verinnerlicht haben, dass sie ganz natürlich sind und unsere Erwartungen recht stark beeinflussen. Das alles wirkt sich auf unsere Wahrnehmung aus. Wir nehmen gar nicht alles so wahr wie es ist! Ganz am Anfang des Buches habe ich schon versucht zu erklären, wie die Konstruktion unserer Welt im Prinzip funktioniert. Es ging darum, dass unsere Erfahrungen in der Vergangenheit und unser daraus folgendes Denken eine bestimmte Sicht – eine Interpretation – der Welt bewirken. Das, was wir wahrnehmen, ist also stark von vielen Dingen beeinflusst, und das führt uns zu einer sehr speziellen Sicht auf die Dinge. Wir nehmen nur einen Teil wahr und richten unsere Aufmerksamkeit auf für uns interessante Dinge. Wir wählen also (leider unbewusst) aus, was uns auffällt

Stellen Sie sich vor, Sie sitzen in einem Straßencafé und unterhalten sich mit einem guten Freund oder einer guten Freundin. Was wollen Sie dann wahrnehmen? Ihr Gegenüber oder alle Gespräche der anderen Gäste? Die Abgase der vorbeifahrenden Autos oder ihre Geräusche? Natürlich nehmen Sie das am Rande wahr und bekommen so auch mit, wenn der Kellner Ihren Kaffee ausruft, weil er vergessen hat, wo er nochmal hin sollte. Aber je nachdem wie störend die Umgebung ist, konzentrieren Sie sich mehr oder weniger stark oder gehen vielleicht sogar an einen anderen Platz. Unser Gehirn muss also sehr genau herausfiltern, was Sie gerade gar nicht interessiert. Wir wären sonst ständig von den Reizen in unserer Umgebung überfordert – überflutet. In diesem einfachen Beispiel ist das noch klar nachvollziehbar. Allerdings wird dieses „Herausfiltern" auch wieder – raten Sie mal – unbewusst gemacht! Wie kommt also das Gehirn darauf, was uns interessiert und was nicht? Das wird stark von unserem Wissen, unseren Erfahrungen, unseren Gefühlen, unseren Erwartungen, unseren erworbenen Regeln, von allem, was wir verinnerlicht haben, beeinflusst. Und ist das bei uns allen genau gleich? Leider nein… Subjektivität und selektive (auswählende) Wahrnehmung hängen also stark zusammen: Wir nehmen immer ein bisschen unterschiedlich gegenüber anderen wahr, weil wir subjektiv auswählen und dann einen subjektiven Eindruck haben. So ist es nicht verwunderlich, wenn wir uns manchmal so gar nicht verstehen können! Zumal uns das alles ja nicht bewusst ist. Auch habe ich schon angedeutet, dass wir durch unsere Erwartungen unser Verhalten stark beeinflussen – wir achten aber auch stärker auf Dinge, die unserer Erwartung entsprechen! Wir suchen geradezu nach dem, was wir erwarten, und blenden unbewusst aus, was dem widerspricht.

Was bringt uns dieses Wissen jetzt – außer dass es immer verwirrender wird? Kennen Sie solche Tage, an denen man „mit dem falschen Fuß aufgestanden" ist? Viel besser sollte man sagen „mit dem falschen Blick". Erst einmal sind Sie heute etwas müder als sonst, das drückt die Stimmung – vielleicht steht auch etwas Blödes auf der Arbeit bevor. Man kann also sagen, dass Sie körperlich und gefühlsmäßig besser drauf sein könnten. Da wird dann schon mal das Zähneputzen zur Herausforderung, was Ihre Stimmung dann zusätzlich verschlechtert. Das ist doch einmal eine gute Grundlage, um unserem Lebensabschnittsgefährten zu begegnen! Nach einer zwar kurzen, aber sehr freundlichen Begrüßung erinnert er oder sie Sie daran, den Müll nachher mitzunehmen. Alarmglocke: Überforderung durch Zähneputzen trifft auf zusätzlichen Auftrag in Verbindung mit Bevormundung. Die freundliche Begrüßung kommt nicht einmal in Ihrem Kurzzeitgedächtnis an! Ihre Reaktion fällt entsprechend aus, eine passende Antwort lässt nicht lange auf sich warten, und die miese Laune führt inzwischen 3:0 nach Steilvorlage. Sicher schaffen Sie es auch noch, sich ein wenig zu verspäten, und hetzen zur Straßenbahn: Aber sie kommt fünf Minuten zu spät. Prima! Unnötig gehetzt und die dumme Straßenbahn kommt ja immer zu spät. Natürlich war sie die letzten zehn Male pünktlich, aber da Sie sich nicht ärgern, wenn sie pünktlich ist, bleibt Ihnen das auch weniger im Gedächtnis haften und die drei Verspätungen in den letzten vier Wochen werden zur Regel – subjektiv. Im Büro angekommen wird wieder eine normale Begrüßung übersehen und die Wahrnehmung sucht sich das nächste

Übel – vielleicht sind Sie ja gerade dran, Kaffee zu holen (auch das noch). Komischerweise geht den ganzen Tag „alles schief"... Nachdem die miese Laune schon zweistellig führt, weil „Schiedsrichter Gehirn" alle Gegentreffer für ungültig erklärt hat, ist dieses Spiel schon bis Mittag „psychisch gelaufen".

Sie haben also dank Ihrer schlechten Stimmung vor allem die negativen Dinge wahrgenommen (selektiv wahrgenommen), und das hat sich immer weiter gegenseitig verstärkt. Einen solchen Tag kann man ja verschmerzen... Was aber – und das ist das Problem –, wenn Sie immer dazu neigen, sich auf das Negative zu konzentrieren? Sie sind dann ein Pessimist, Miesepeter oder Nörgler. Meiner Meinung nach neigen gerade die Deutschen dazu, sich immer auf das Schlechte, Falsche, Unangenehme oder Lästige zu konzentrieren. Und darüber sollte man nachdenken! Neigen wir aufgrund unserer Gewohnheit und der Gewohnheit der anderen dazu, immer alles Schlechte zu sehen? Kann man dann sagen, dass wir immer das Positive ausblenden? Kann man dann sagen, dass man lernen könnte, immer das Positive zu sehen? Ja! Sie brauchen einen Beweis? Wenn Sie eher der negative Typ sind, dann kennen Sie sicherlich auch diese merkwürdigen „Optimisten", solche Leute, die immer gut drauf sind, die es sich gut gehen lassen, nicht immer alles „so eng sehen". Diesen Verrückten macht sogar ihr Job Spaß – unmöglich... Wenn es also andere Menschen gibt, die alles positiver sehen, bedeutet das, dass es einem Menschen prinzipiell möglich ist so zu sein. Für Sie bedeutet das, dass auch Sie das (lernen) können! Natürlich haben die Optimisten eine andere „Einstellung". Das ist aber nicht angeboren, sondern ein bisschen eine Typ-Frage und eine

Frage der Biografie. Schlechte Laune ist keine Erbkrankheit – auch wenn sie zäh sein kann! Wir kommen später in diesem Abschnitt noch darauf zurück.

So: Einer geht noch, oder? Warum ist denn „alles schlecht"? Im letzten Beispiel habe ich mal behauptet, dass ein paar wenige Verspätungen der Straßenbahn besser im Gedächtnis bleiben, als die vielen Male ohne Verspätung. Außerdem habe ich angedeutet, dass unser Gehirn versucht „automatisch" zu reagieren, sodass wir nicht immer an allem herumrätseln und herumdeuten müssen. Wie kommt denn unser Gehirn dazu, eine Sache so oder so zu handhaben? Unser Verhalten, unser Denken, unsere Einstellung, unsere Wahrnehmung basieren alle auf Erfahrungen – auf dem, was wir erlebt haben. Allerdings ist unser Gehirn keine Suchmaschine, die alle Erfahrungen detailliert abspeichert. Wenn es das wäre, müssten wir ja auch Hunderte von Ergebnisseiten durchforsten, bis wir in einer Situation irgendwie reagieren können. Unser Gehirn muss das also irgendwie so zusammenfassen, dass es schneller zu einer Reaktion kommt beziehungsweise dass wir schneller zu einer Entscheidung kommen. Solche Zusammenfassungen sind Verallgemeinerungen (*Generalisierungen*): Eine Vielzahl von Ereignissen wird zu einem Schluss zusammengefasst. Es war also nicht nur der heutige Tag schlecht, das ganze Leben ist schlecht. Natürlich ist das nicht immer so weitreichend, aber das ist ein wichtiges Beispiel! Dass es dabei grundsätzlich nicht streng statistisch, sondern eher gefühlsmäßig zugeht, sollte inzwischen keine Überraschung mehr sein. Wir, oder unser Gehirn, fassen also viele Dinge zusammen, damit die Welt ein bisschen klarer wird und wir in überlebenswichtigen Situationen schnell reagieren können. Das hat heutzutage zwei kleine Schwächen: Erstens ist in der westlichen Welt gar nicht mehr so viel lebensbedrohend (aber Vorsicht im Straßenverkehr) und zweitens werden die Dinge nicht richtiger, wenn man versucht, alles auf einen Nenner zu bringen (manchmal ist es halt so und manchmal anders). Das bedeutet, dass wir in „Überlebens-unwichtigen" Situationen so reagieren als wäre unser Leben in Gefahr: Vorschnell. Das wiederum sorgt für einige Probleme, weil ein Säbelzahntiger immer gleich gefährlich ist – eine verspätete Straßenbahn ist aber meistens kein Problem, vor allem weil es ja doch nicht so oft vorkommt, wie wir meinen.

Diese Generalisierungen machen uns das Leben also oberflächlich einfacher: Wir müssen nicht überlegen, wie oft die Straßenbahn zu spät kommt, wir wissen es einfach. Allerdings macht es uns tatsächlich unnötig schlechte Laune, weil uns die Straßenbahn unnötig verärgert. Aber das – und die vielen, vielen anderen Dinge – immer genau im Blick zu haben, ist für uns total überfordernd. Ich denke, dieses Kapitel bringt Sie schon ordentlich durcheinander. Was ist das Problem? Unsere Welt besteht aus sehr, sehr vielen Dingen: Sie ist kompliziert. Außerdem sind diese Dinge nicht immer gleich, sie sind einmal so oder so. Wenn etwas kompliziert ist und es zu verschiedenen Zeiten auch noch unterschiedlich ist, nennt man das „komplex". Diese *Komplexität* überfordert uns – wir können nicht immer alles, was wichtig ist, im Kopf haben, überblicken und gegeneinander abwägen. Das scheint aus unserer Vergangenheit heraus sehr nachvollziehbar: In lebensgefährlichen Situationen war es wohl früher ungünstig, einen Termin für eine Besprechung zu vereinbaren; da war eine schnelle Reaktion gefragt, sonst hätte uns die „feindliche Übernahme" durch dann später feststellen, dass wir uns getäuscht haben. Da unser Gehirn die Welt vereinfachen muss, ist der Grund für Vorurteile klar, dabei werden aber auch die Probleme sehr gut nachvollziehbar. Nehmen wir noch ein etwas „nebulöseres" Beispiel, das man auch gut nachvollziehen kann, das aber nicht so klar wie ein Vorurteil ist: Wie viel Geld brauchen Sie, um glücklich zu sein? Schon mal ausgerechnet? Viel zu kompliziert, geht ja viel einfacher: Alles abgreifen, was geht! Das ist doch mal eine schöne Vereinfachung, oder? Natürlich bin ich eher nicht dieser Meinung... In unserer Gesellschaft ist diese Vereinfachung schon so dominant, dass wir immer mehr haben müssen. Aber das Problem ist doch, dass wir so gar nicht glücklich werden können! Wenn unser einfaches Ziel ist, immer mehr zu haben, zu erreichen und zu machen, dann hört das nie auf, egal wie viel wir erreichen! Unglück „einfach" selbst gemacht. Besitz, Erfolg, Macht, Konsum oder sogar „viel Erleben" wird so zum Fluch! Selbst wenn wir mit uns selbst eher einmal zufrieden sind, taucht irgendwo jemand auf, der uns zeigt, dass es nicht reicht: Derjenige hat mehr, macht mehr, kann mehr und Sie sind ja asozial, wenn Sie mit weniger zufrieden sind. Das ist übrigens wieder eine soziale Konstruktion! Und eine echt problematische Vereinfachung. Aber wenn die Vereinfachung ungünstig ist, dann bedeutet das, dass wir es uns genauer überlegen müssen. Mit Besitz und Konsum hängen die Gefühle Gier und Neid zusammen. Beide sind mir persönlich „kopfmäßig" eher unsympathisch: Sie machen unglücklich und zwingen zu einem Verhalten, das mir unmoralisch vorkommt (viel Geld bekommt man mit Ehrlichkeit und Mitgefühl eben nicht so leicht). Allerdings habe ich diese Gefühle auch manchmal spontan (früher mehr, heute weniger). Warum erzähle ich das? Wenn mich dieses Gefühl überkommt, sind zwei Dinge wichtig: Erstens habe ich gelernt das zu bemerken und zweitens habe ich mich damit auseinandergesetzt. Es zu bemerken ist wichtig, um nicht unbewusst zu reagieren. Sich damit auseinanderzusetzen wirkt der Vereinfachung entgegen. Ich habe mir also angewöhnt zu merken, wenn ich gierig und neidisch bin, und für mich im Laufe der Zeit beschlossen, dass ich nicht immer mehr brauche. Ich weiß zwar nicht wie viel, aber lieber etwas weniger und dafür kein zwanghaftes Raffen von Materiellem. Gut, das ist auch eine Vereinfachung, aber *diese* macht mich zufriedener. Natürlich muss jeder da sein Maß finden – es kommt aber nur darauf an, sich das bewusst zu machen und bewusst zu entscheiden!

Jetzt will ich aber die Kurve kriegen: Das war jetzt sehr viel und leider könnte man da noch weitergehen. Aber unser Gehirn ist jetzt sicherlich „gut bedient". Es geht mir jetzt darum, den Grundstein für den zweiten großen Teil zu legen: die *Veränderung*. Ich nehme einmal, dass Sie bereits das eine oder andere gefunden haben, was Sie vielleicht ändern möchten. Ansonsten können Sie das Buch jetzt wegwerfen (der Verlag dürfte darüber nicht böse sein, weil Sie es ja wahrscheinlich schon gekauft haben).

Nach den ganzen Informationen möchte ich einmal hier zwischendrin auf unsere Karte schauen, die sonst immer am Ende des Abschnitts kommt. All die Phänomene, die ich eben aufgezählt habe, verstellen Ihren Blick auf die Karte. Die Karte unseres Lebens bildet eigentlich alle Möglichkeiten ab, die wir haben. Aber diese Phänomene lenken Ihren Blick auf bestimmte Wege oder Stationen. Die Karte wurde also so gestaltet, dass wir uns einheitlich auf dem Territorium verhalten; was ja auch in einem gewissen Maß sinnvoll ist. Wenn Sie aber nun diese „Gestaltungstricks" kennen, dann müssen Sie die Karte neu lesen, hinter die hervorgehobenen Wegmarken und „Attraktionen" schauen. Sie müssen die kleinen Wege und Nebenstraßen, die unscheinbaren Orte sehen und sich überlegen, wo Ihr Weg langgehen soll. Stellen Sie sich einfach vor, Sie sind im Urlaub und eine Gruppe von Unternehmern hat Ihnen einen Stadtplan gegeben, auf dem die Geschäfte dieser Unternehmer hervorgehoben sind. Andere für Sie interessante Geschäfte, schöne Orte oder tolle Sehenswürdigkeiten sind darauf nicht unbedingt zu finden. Wenn Sie diese anderen Dinge erleben möchten, dann müssen Sie sich weiter informieren und die verborgenen Möglichkeiten suchen und Ihren eigenen Plan entwerfen.

Geht nicht? Geht nicht, gibt's nicht! Sie sind so, wie Sie sind? Sie können nicht alles auf den Kopf stellen? Das war schon immer so? So etwas hört man oft. Bevor ich mich mit dem zweiten, großen Teil des Buches konkret damit befasse, was man ändern kann, geht es noch um solche pauschalen Hürden.

Eine wichtige Erkenntnis bis hierher sollte sein, dass nicht alles so absolut und unveränderbar ist, wie es uns teilweise erscheint. Eine neue Regel ist deswegen „Geht nicht, gibt's nicht!".

Was hindert uns also daran etwas zu ändern? Warum sind wir immer auf der Suche und finden nichts? Ich habe schon angedeutet, dass wir Gewohnheitstiere sind, dass unser Aufwachsen darauf ausgelegt ist, unsere Welt zu erlernen, und dass wir dabei vieles, was an uns herangetragen wird, unumstößlich für uns übernehmen sollen (verinnerlichen, Internalisierung). Wenn jetzt aber einige Dinge nicht so „optimal" oder besser nicht so gut für uns sind, dann haben wir potenzielle Probleme verinnerlicht. Durch unsere Vereinfachung der Welt (Komplexitätsreduktion) und die starke Verinnerlichung scheinbarer Gesetze (soziale Konstruktionen) wirken auch unsere (Wahl-) Möglichkeiten eingeschränkt. Manche Situationen wirken aussichtslos … Und auch die schlechte Stimmung scheint verinnerlicht. Zumindest ist sie sehr gewohnt und unser Umfeld ist uns da auch in nichts voraus. Gerade wenn man eigentlich schon viel erreicht hat, dann stellt sich nicht Zufriedenheit ein, sondern die Angst alles verlieren zu können. Wenn da noch Krisen (modernerweise gleich globale Krisen) hinzukommen, dann ist der Verlust und das Abrutschen gefühlt zum Greifen nahe! Unser „problemorientiertes Denken" (was man wissenschaftlich übrigens positiv versteht) ist dabei immer präsent. Ich denke, auch hier ist ein Bezug zu unseren Vorfahren plausibel: Es nützte nichts, wenn der frühe Mensch „ab und zu" einmal wachsam war – es war eher sinnvoll, immer mit dem Auftauchen einer akuten Gefahr zu rechnen und nach potenziell gefährlichen Situationen Ausschau zu halten. Sicherlich war es hilfreich, immer darauf zu achten, dass man keinen Fehler beging – schließlich konnten Fehler früher wirklich fatal sein und man hätte eine „Deadline" wörtlich verstanden. Nun sind wir also wohl in einer Verfassung, die uns immer wachsam und vorsichtig hält. Allerdings haben sich die „tödlichen Fehler" bis heute sehr stark gewandelt und sind genauer betrachtet gar nicht mehr so bedrohlich wie früher. Emotional gesehen schrillen bei uns die Alarmglocken aber noch genauso laut. Eine große Angst heutzutage ist der Verlust des aktuellen

Jobs. Tödlich? Fühlt sich so an, aber ist es denn wirklich das Ende oder nur ein blaues Auge? Unser Problem ist unsere Vorsicht: Wenn wir an das Ende unseres Lebens vorspulen könnten und das „Happy End" sehen würden, wäre sicherlich alles einfacher. Das geht aber leider nicht und so bleibt „unser Film" (leider) spannend. Optimisten stimmen hier sicherlich nicht zu, ich denke aber auch, dass wenige Optimisten solche Bücher lesen und wenn, dürften Sie sich bisher eigentlich bestätigt fühlen. Allerdings geht es nicht um Risikofreude und Gedankenlosigkeit. Wenn Sie ein Sicherheitsbedürfnis haben, dann brauchen Sie nicht zum Rambo des Alltags werden. Bleiben Sie ruhig vorsichtig, aber denken Sie auch daran, dass wir sehr vieles selbst in der Hand haben. Wenn Sie die Angst überkommt, fragen Sie sich, wie „gefährlich" es gerade wirklich ist und erinnern Sie sich daran, dass Sie das Ruder in die Hand nehmen können, wenn Sie nur anfangen, sich der Situation zu stellen.

Es ist also ganz natürlich, wenn wir dazu neigen „ein wenig angespannt" zu sein. Ich denke, das liegt durchaus in unserer Natur und hat Vorteile (man muss ja nicht jede Risikosportart betreiben, nur weil es „cool" ist). Aber ist mit dieser „natürlichen Ausstattung" überhaupt eine Veränderung möglich? Sind wir da nicht hoffnungslos ausgeliefert? Das ist eine Einstellung, die mir ständig begegnet ist: „Ich bin halt so!" Fühlen Sie sich darin noch bestärkt bzw. haben Sie jetzt erst das Gefühl bekommen, dass es so sein könnte? Das wäre dann aber ein Missverständnis! Unsere Welt ist eine Konstruktion, unsere Sichtweise auch, die Hürden, die wir sehen, die Persönlichkeit, die wir uns unterstellen, ebenso! Denken Sie daran, dass unsere Erwartungen unsere Wahrnehmung und unser Verhalten prägen: Was passiert, wenn Sie ernsthaft glauben, dass „Sie halt so sind"? Ihre Erwartung wird sich erfüllen! Sie werden Ihre Handlungsmöglichkeiten selbst einschränken, Sie werden sich fügen, weil es halt so ist, Sie werden zurückblicken und bestätigt sehen, dass Sie sich nicht ändern konnten: Ihre Prophezeiung hat sich selbst erfüllt.

Also haben wir durch unser Verhalten und unsere Einschätzung der Lage einfach gleich aufgegeben und konnten danach dann behaupten, dass wir recht hatten. Das ist allerdings ein bisschen so, wie wenn Sie sagen, dass Sie nicht malen können, ohne es jemals versucht zu haben. Als weiser alter Mensch können Sie dann stolz behaupten, ich wusste immer, dass ich nicht malen kann – kein Wunder, wenn Sie es nie versucht haben. Natürlich werden Sie *nie* malen können, wenn Sie es nicht einfach anfangen. Und natürlich werden Sie beim ersten Mal kein zeitloses Meisterwerk erschaffen! Aber wenn Sie damit beginnen, dann werden Sie immer besser. Jetzt werden Sie sicher denken, dass Sie in der Schule doch zum Malen gezwungen wurden und sehr wohl, aufgrund der schlechten Bilder, erfahren haben, dass Sie nicht malen können. Ja, aber wer konnte denn in Ihrer Klasse malen? Doch nur andere Kinder mit Talent, oder? Nein, Talent macht es nur einfacher. Auf das Leben bezogen sind das die Optimisten. Wenn Sie kein „optimistisches Talent" haben, dann müssen Sie sich mehr anstrengen, beim Malen wie im Leben. Das ist der Grund, warum man gerne scheitert: Es gelingt nicht sofort, man sieht nur die Mängel und nicht die Fortschritte, und man gibt dann nach ein paar halbherzigen Versuchen auf. Seien Sie ein braves Kind, setzen Sie sich auf Ihren Hosenboden und üben Sie bis es klappt. Schon bald können Sie tolle Fortschritte sehen, wenn Sie sich darauf konzentrieren, was Sie besser machen können, und sich überlegen, wie Sie das schaffen können – schon bald sehen Sie deutliche Fortschritte. Sie können auch gerne mit dem Malen anfangen, was gerne als Therapie eingesetzt oder zur persönlichen Entwicklung angewendet wird – allerdings muss das nicht sein, ich kann auch nicht malen, und es genügt mir zu wissen, dass ich es könnte! Es geht hier ja immer noch darum, dass Sie sich tatsächlich ändern können, wenn Sie es einfach einmal versuchen, nicht gleich wieder aufgeben, die Fortschritte beachten und sich überlegen, wie es noch besser wird.

Ein kurzer gedanklicher Sprung zu unserer Karten-Metapher: Ich hoffe, ich konnte Sie überzeugen, dass Sie die alte Karte von Ihrem Leben auch anders lesen oder vielmehr sich eine eigene Karte „basteln" können, auch wenn Ihnen das bisher nicht machbar erschien. Ich habe übrigens extra nicht „eine eigene Karte malen" gesagt – nicht dass jemand sofort einen Malkurs belegt (obwohl es ja auch gut für Sie sein kann und wir später noch auf das Thema *Visualisierung* kommen).

Es gilt also: Geht nicht, gibt's nicht. Dass alles leicht ist, habe ich gar nicht behauptet. Es kann schon eine riesige Umstellung sein (muss es aber nicht). Behalten Sie das im Hinterkopf, wenn sich nicht alles schlagartig verändert! Das darf ruhig eine Herausforderung sein, umso schöner der Erfolg – vor allem, wenn Sie in Etappen denken und Teilerfolge wahrnehmen und feiern!

Es geht aber nicht nur um unsere inneren Hürden. Ich habe ja versucht aufzuzeigen, wie stark wir von unserem Aufwachsen, unserem Umfeld und den scheinbaren Gesetzen in unserer Gesellschaft geprägt sind. Diese ganzen Umstände sind einerseits die Ursache für unser jetziges Denken, sie werden aber auch die Gegenströmung für ein Umdenken, für ein neues Denken sein. Schließlich fangen ja nur Sie an, anders zu denken, und viele andere nicht. Das heißt, wenn Sie jetzt anfangen Ihre eigene Sichtweise zu entwickeln, dann wird das auffallen – und kommentiert werden: Dann sind Sie „… jetzt endlich vollkommen durchgeknallt…" oder ein Spinner oder ein Esoteriker oder ein Naivling … Vielleicht sind Sie sogar der „Aussteiger", der „Versager" oder ein Abweichler. Nein, nein, es geht nicht darum, alles auf den Kopf zu stellen. Aber es könnte schon sehr schnell Kommentare hageln, als ob Sie alles auf den Kopf gestellt hätten: Ihr Umfeld nimmt Sie ja aus Vereinfachungsgründen nicht sehr detailliert unter die Lupe, sondern schmeißt Sie einfach komplett in eine andere Schublade rein! Und natürlich ist unsere Gesellschaft auf den Mainstream ausgelegt: Wenn Sie ein Standard-Leben führen, dann passen Sie da gut rein und finden Angebote, die zu Ihnen passen (was übrigens keine schlechte Alternative ist, wenn Sie erkennen sollten, wie zufrieden Sie damit eigentlich sind, sobald Sie nur ein paar Sachen anders sehen!). Aber wenn Ihnen das jetzt nicht so liegt und Ihre Unzufriedenheit daher kommt, dann fügt sich alles ein bisschen schlechter, und Sie müssen kreativer sein. Aber denken Sie daran: Es gibt auch Künstler, die ohne eine „ordentliche Laufbahn" leben, trotz der Umstände! Wenn Sie nach Beispielen suchen, finden Sie viele Menschen, die einen „härteren Weg" auf sich nehmen, weil es ihnen einfach wichtig ist: Sportler, Tänzer, Sänger, Aussteiger, Aktivisten oder allein die vielen Menschen in sozialen Berufen (wegen der glänzenden Karrieremöglichkeiten wählt keiner einen solchen Beruf!).

Sie sollen jetzt also in der Lage sein, die vorgefertigte Karte (ja, inzwischen bleibe ich einfach bei der Metapher) zu hinterfragen, nach Ihren Nischen zu suchen oder sich eine eigene Karte zu basteln. Dabei gibt es keinen festgelegten Weg, es zählt nur, Ihren Weg zu finden. Sei es, dass Sie einfach feststellen, dass Sie eigentlich schon zufrieden sind, sei es, dass Sie vielleicht nur ein paar Kleinigkeiten verändern müssen, oder vielleicht ist es auch einmal an der Zeit für eine große Veränderung. Das ist alles möglich, und es geht in den nächsten Kapiteln darum, sich dessen erst einmal klar zu werden. Ziel ist, dass Sie künftig kritischer sind, offener denken und bewusster agieren: Es geht darum, dass Sie frei entscheiden und auch wissen, warum Sie das tun. Bis hierher wollte ich Ihnen zeigen, dass alles nicht ganz so ist, wie es scheint, dass wir kritischer sein dürfen und dass eigene Entscheidungen möglich sind. Hauptsache, die Betriebsblindheit und das reflexartige Reagieren hat ein Ende!

Literatur zur Vertiefung

1. Goldstein, E. B., Irtel, H. [Hrsg.] (2008): Wahrnehmungspsychologie: Der Grundkurs. 7. Auflage, Spektrum Akademischer Verlag, Heidelberg
2. Hurrelmann, K. (2006): Einführung in die Sozialisationstheorie. 9., unveränderte Auflage, Beltz, Weinheim, Basel
3. Lersch, P. (2013): Der Mensch als soziales Wesen: Eine Einführung in die Sozialpsychologie. 2., Auflage, Springer, Berlin
4. Pörksen, B. [Hrsg.] (2011): Schlüsselwerke des Konstruktivismus. VS-Verlag, Wiesbaden

3

Obenrum frei machen

Wenn ein Anfang geschafft ist, geht es darum, sich mit der „neuen eigenen Welt" zu beschäftigen. Es gilt eine neue Sichtweise zu entwickeln, die alle negativen Einflüsse erkennt und mit ihnen umzugehen lernt. Es gilt auch neue – eigene! – Werte zu entwickeln, um eine klarere Sicht auf Wichtiges und Unwichtiges zu bekommen. Aber natürlich ist nicht alles plötzlich gut, nicht alles auf einmal viel einfacher: Es geht darum, nicht mehr einfachen Erklärungen und Lösungen zu folgen, sondern einen offenen, freien und differenzierten Blick zu entwickeln.

Wenn klar ist, dass unsere Welt von uns konstruiert wird, dann muss man sich fragen, was man daraus lernt. Ziel ist es dann, zu einer anderen Sicht auf die Dinge zu gelangen. Und hier wird es schwierig: Unsere verinnerlichten Wahrnehmungsmuster, unsere Denkgewohnheiten, unser Umfeld und die gesellschaftlichen Einflüsse führen zu einer massiven Gegenkonstruktion zu unserem aktuellen Bedürfnis nach höherem Wohlbefinden. Wie finden wir einen Weg, wo finden wir einen Anfang? Zunächst geht es darum, sich zu befreien und vor allem das Gefühl von Druck, Ausweglosigkeit und Überforderung zu eliminieren. Es gilt, sich einen sicheren Ausgangspunkt zu suchen und die Auslöser zu kennen, die uns unzufrieden machen.

Auf Basis einer ganz anderen Sicht auf die Dinge kann der Blick auf das Soll und Ist des eigenen Lebens geworfen werden. Es gilt zu erkennen, wie viel eigentlich schon erreicht ist. Aber Ziele, sofern sie nicht falsch und überzogen sind, inspirieren und motivieren. Es kommt also auch darauf an zu entdecken, welche kleinen Verbesserungen noch gewünscht sind und welche Herausforderungen noch warten. Das bisherige Leben ist nicht umsonst so wie es ist, und ein paar Makel sind durchaus tolerierbar. Diese aber machen den neuen Lebensentwurf erst richtig rund.

Doch wie soll das neue, bessere Leben aussehen? Die Vorstellung vom eigenen Leben kann gepflegt werden wie ein kleiner Garten: Ihn anzulegen hilft einen Schritt zurückzutreten, ihn zu pflegen bedeutet auf ihn zu achten, und ihn zu verschönern bedeutet sich zu erinnern, dass es nicht den einen, wahren Garten gibt. Diese einfache Metapher ist ein praktisches Werkzeug, um sich stets seiner Erfolge, seiner Ziele und seiner erlaubten Unvollkommenheit bewusst zu sein. Um nicht in alte Muster zu verfallen, ist es wichtig sich immer bewusst zu machen, dass man schon dort ist, wo man ankommen wollte, und die Dinge in der Relation zu sehen.

3.1 Die neue Sicht

Wir sind es gewöhnt (zumindest in Deutschland) immer zu wissen, was richtig und was falsch ist und uns daran zu halten. Das führt dazu, dass uns auch sofort jedes kleinste

Fehlverhalten bei anderen auffällt und wir sofort empört sind (und das auch gerne kundtun). Zu dem, was „richtig" ist, gehört aber auch, dass es eine sehr klare Vorstellung davon gibt, wie das eigene Leben auszusehen hat und wie nicht. Kleinste Abweichungen vom Soll sind immer präsent und sehr dramatisch! Wir suchen diese Abweichungen ständig, und dabei setzen wir Maßstäbe an. Aber welche Maßstäbe sind das? Wir orientieren uns an anderen: an den *Bessergestellten* aus unserem Umfeld, und wenn das nicht reicht, dann an prominenten Bessergestellten. Natürlich sind die Medien dabei gerne behilflich: Dokus über Superreiche, Schöne und Erfolgreiche zeigen uns, wo die Reise hingeht (hingehen muss!). Darunter ist man selbst ein Niemand, und das wäre ja doof. Natürlich erreichen wir diese Superziele meist nicht, und dann müssen wir uns damit begnügen, unser Umfeld abzuklopfen und zu schauen, dass wir wenigstens hier im Vergleich gut dastehen … Da sich immer leicht Beispiele finden, wo es jemandem besser geht, erleben wir dann oft im Vergleich Niederlagen. Und das muss noch nicht einmal objektiv stimmen: Das Grün ist auf der anderen Seite des Zaunes immer grüner. Die Konstruktion unserer Welt, dank selektiver Wahrnehmung, lässt uns ganz gezielt nur die Dinge bei jemand anderem sehen, bei denen er uns voraus ist. Oder manche Sachen sind noch nicht einmal besser, aber sie kommen uns besser vor.

Aber ist das denn eine gesunde Sichtweise? Nein, das ist schon wieder sehr subjektiv und unausgewogen! Wie definieren Sie z. B. „reich"? Na, sind Ihnen ein paar Sachen eingefallen? Ich liefere Ihnen hier einmal eine subjektive Definition von „reich": immer frisches Trinkwasser und Essen zu haben, keine Angst durch Gewalt verletzt oder getötet zu werden, bei Erkrankungen medizinisch versorgt zu werden, in einem festen Haus mit Schutz vor der Witterung zu wohnen und genug Platz für alle Familienmitglieder zu haben, elektrischen Strom und Möbel zu haben (ein Tisch wäre schön), einen Fernseher oder ein Auto zu haben, ein bisschen Geld gespart zu haben. Jetzt denken Sie wahrscheinlich, dass ich so ein anti-materialistischer Aussteiger-Prophet bin. Bin ich nicht. Wir haben doch gesagt, dass wir uns mit anderen vergleichen! Diese Definition von Reichtum gilt für die überwältigende Mehrheit der Weltbevölkerung! Wir sind also reich, wenn wir nicht ständig in die falsche Richtung schauen. Natürlich wäre es immer schön, ein bisschen mehr zu haben. Aber das ist ein unersättliches Bedürfnis, das sie nie stillen können, weil immer noch mehr geht und weil immer jemand anders mehr hat. So werden wir also nie zufrieden. Der Hammer ist jetzt aber: Diese viel ärmeren Leute sind oft auch noch viel glücklicher als wir! Der „Happy Planet Index" listet Costa Rica als das glücklichste Land der Welt auf! Und dort ist man nicht wirklich reich. Natürlich gibt es tatsächlich auch bei uns Gründe unzufrieden zu sein. Aber wie schlimm sind diese Probleme wirklich? Ist da nicht besonders unsere Einstellung das Problem?

Natürlich habe ich das jetzt nur auf materielle Dinge bezogen. Ich denke aber, inzwischen dürfte es nicht überraschen, dass sich das auf die Wahrnehmung von allem Möglichen bezieht! Wenn Sie mir also inzwischen zustimmen können, dass unsere Sichtweise „nicht ganz eindeutig ist", und Sie mehr und mehr der Meinung sind, dass vieles übertrieben ist, dann können wir uns vielleicht schon darauf einigen, dass wir ein paar Dinge anders sehen könnten und können. Das hoffe ich zumindest …

Wie könnte eine solche „neue Sicht" nun genau aussehen? Wenn wir unsere Welt im Kopf konstruieren, dann bedeutet das, dass sie im Kopf entsteht. Leider entsteht sie, aus nachvollziehbaren Gründen, eher unbewusst. Das bedeutet aber meiner festen Überzeugung nach, dass wir sie im Umkehrschluss selbst entstehen lassen können. Der einzige Trick ist, dass wir bewusst wahrnehmen und nicht reflexartig. Dass wir nachdenken, was man natürlich erst einmal trainieren muss, und uns zuvor schon viele Gedanken gemacht haben, wie wir die Welt sehen wollen. Ein Beispiel: Wir neigen ja gerne dazu, das Glück in Dingen oder Taten zu suchen, die meist nicht leicht zu erreichen sind (so etwas ist so toll, das muss ja glücklich machen). Konkret: Sie leben in der Stadt und sind gestresst vom Trubel, den vielen (unfreundlichen) Menschen und dem Chaos. Lösung: Das Leben auf dem Lande. Ich kann Ihnen leider versprechen, dass das für die meisten eine große Enttäuschung gibt, wenn sie wirklich in ein Dorf ziehen. Sie leben ja wahrscheinlich doch ganz gern in der Stadt und ziehen aus vielen Gründen eben nicht weg. Sie haben sich also einen fast unerreichbaren Götzen, ein goldenes Kalb, geschaffen und beten das jetzt an. Sie leben aber nur im „als ob"; Sie wären glücklich „wenn" und malen sich das gelegentlich richtig schön aus (was erstaunlicherweise auch glücklicher macht, aber eben nur kurz). Der Trick ist jetzt aber nicht, dass Sie umziehen, sondern dass Sie sich Ihr Dorf im Kopf entstehen lassen. Keine Sorge, wir machen jetzt keine Traumreise oder so etwas (obwohl so etwas, wie immer, auch nützlich sein kann). Zunächst einmal machen

Sie sich klar, was denn so schön an Ihrer „Dorf-Illusion" ist! Das sind die Dinge, nach denen Sie sich sehnen und die bei einem Umzug für Enttäuschung sorgen können: nämlich dann, wenn Ihre Erwartungen gar nicht zutreffend waren und Sie auch noch die Nachteile erfahren. Jetzt ist es ein bisschen schwierig, sich vorzustellen, was am Dorfleben so schön sein soll, wenn man gar nicht auf dem Lande leben will oder schon dort lebt.

Ich habe aber extra ein solches Klischee als Beispiel genommen, damit sich jeder ein bisschen hineinversetzen kann: Auf dem Lande ist es ruhig, alles geht ein bisschen langsamer, jeder kennt sich, alle sind befreundet und man ist vom Trubel der Welt abgeschnitten. Ich klopfe auf Holz, dass das stimmt. Aber nehmen wir einmal an, dass Sie sich genau danach sehnen (und übertragen Sie das nach dem Beispiel gleich auf etwas, das Sie sich wünschen würden). Sie wollen also Ruhe, Gemütlichkeit, Gemeinschaft und Zurückgezogenheit. Ja, geht das denn nicht auch in einer Stadt? Richten Sie sich doch ein paar „Inseln der Glückseligkeit" ein: Suchen Sie sich einen schönen ruhigen Park, reservieren Sie sich viel Zeit zum Vertrödeln, kümmern Sie sich mehr um Freundschaften, bleiben Sie nicht bei allem auf dem Laufenden und, am besten, verbinden Sie alles. So können Sie Ihr Wunschbild aus dem Kopf in der Realität erreichen, ohne an dem naiven Versuch eines Umzugs zu scheitern. Es geht also darum, seine Wünsche konkret zu machen (bewusst zu machen) und diese dann in der Realität umzusetzen. Aber warum nenne ich das dann „im Kopf entstehen lassen"? Sie haben einen Fortschritt gemacht, wenn Sie Ihr „Dorfleben" „imitieren", also tatsächlich teilweise und gezielt so tun, als würden Sie auf dem Lande leben. Wenn Sie das jetzt aber wieder reflexmäßig als „To-do" auf Ihre Liste setzen und das „Abhaken" nicht funktioniert, dann fehlt das gewisse Etwas (was jetzt aber ein bisschen schwer zu erklären ist). Auch wenn es etwas esoterisch ist, müssen Sie sich erst einmal emotional aus Ihrem „bösen Stadtleben" ausklinken. Eben nicht reflexartig, unter Zeitdruck, in den Park gehen, davor, danach und nebenher noch etwas erledigen und schon überlegen, was danach alles zu tun ist. Stellen Sie sich doch vor, bevor Sie in den Park gehen, dass Sie auf Ihr romantisch verwildertes, riesiges Grundstück hinter dem Haus gehen. Weil es so groß ist, müssen Sie schon ein Stück zu Ihrem Lieblingsplatz laufen, also laufen Sie, wenn möglich, auch zum Park in der Stadt. Oder stellen Sie sich den Weg in den Park als die Fahrt zu Ihrem ruhigen Dorf vor – malen Sie sich das so aus, wie es Ihnen gefällt. Es ist wichtig, dass Sie sich positiv in Stimmung bringen und sich bewusst hineinversetzen und darauf freuen. Ich gehe in der Mittagspause gerne einen Kaffee auf einem belebten Platz trinken und erinnere mich dabei immer daran, wie schön das im Urlaub irgendwo ist. Ich habe somit immer eine Stunde Urlaub am Tag. Am Anfang sollten Sie sich auch genau überlegen, was denn so toll an Ihrem Lieblingsplatz auf dem Lande ist (ein Baum, ein Bach, eine Decke und ein Picknick?). Und diese Details sollten Sie dann, trotz aller Unlust und Faulheit, auch suchen und direkt umsetzen.

Noch mehr Beispiele? Thema Stress: Was machen Sie, wenn Sie nicht gestresst sind, wie ist da Ihre Stimmung, was führt dazu, dass Sie „herunterfahren"? Wenn Sie jetzt herausfinden, wie Sie sind, wenn Sie keinen Stress haben, wie Sie sich ohne Stress verhalten, dann sollten Sie versuchen, diese Stimmung und dieses Verhalten in stressigen Situationen an den Tag zu legen – also Ihre Entspanntheit imitieren! Das geht nicht? Ich behaupte einmal, dass Sie Ihre Arbeit nie schneller als in gewissem Maß erledigen können. Ich sage jetzt nicht, dass Sie trödeln sollen! Es geht darum, dass Sie Ihr machbares Tempo vorlegen, aber sich bewusst sind: „Schneller geht's eh nicht". Und dass Sie, wenn Ihnen das wirklich klar ist, dieses hohe Tempo dann „im Kopf" viel entspannter erleben können, wenn Sie das ein bisschen trainieren. Übrigens gibt es positiven Stress, d. h. Stress, der Ihnen Spaß macht, wenn „schön viel los ist" (das nennt sich dann *Eustress*). Meist ist Stress aber schädlich, weil die gleiche körperliche Reaktion ausgelöst wird wie auf der Flucht und in Todesangst (das nennt sich dann *Disstress*). Und den wollen wir bekämpfen, indem wir uns unserer Situation bewusst sind („… geht eh nicht schneller.") und unser Empfinden schulen („… jetzt mach ich erst mal das und dann das Nächste."). Oder ein anderes Beispiel: Mögen Sie Schnee? Ja? Nein? Gar nicht? Also, wenn Sie ihn gar nicht mögen, dann ist es ein bisschen schwieriger. Aber wer findet denn Schnee in der richtigen Situation nicht schön? Beim Skifahren, eine herrliche Winterlandschaft, eine eingeschneite Hütte mit Alpenpanorama oder Schlittenfahren mit den Kindern? Und wann passt er nicht? Wenn Sie morgens zur Arbeit müssen. Stau, langsam fahren, Chaos. Der Trick ist jetzt, dass Ihnen der Schnee trotzdem gefällt; dann können Sie sich wenigstens die ganze Fahrt über freuen. Dazu muss man diese Situation differenzierter wahrnehmen! Einerseits kann Ihnen Schnee schon gefallen, wenn er gerade nicht stört. Aspekt 1 dieser Situation „Schneechaos auf dem Weg zur Arbeit" ist also, dass Ihnen Schnee eigent-

Erfahrungen. Das kann man bewusst ändern. Wir denken, wie wir es gewohnt sind, und müssen nur trainieren, immer kurz inne zu halten und uns bewusst zu machen, ob wir nicht auch anders reagieren können. In solchen Momenten sollten wir versuchen, uns von gewohnten Reaktionen abzulösen, und überlegen, worauf es wirklich ankommt. Dabei ist es wichtig, dass wir uns vorher überlegt haben, wie wir künftig mit den alltäglichen Dingen umgehen wollen.

Der ganze erste Teil des Buches hat sich damit beschäftigt, wie wir denken, was daran besser sein könnte und dass wir das gezielt ändern können. Immer wieder habe ich vorgeschlagen, bestimmte Dinge einmal zu hinterfragen, bisherige Sichtweisen zu prüfen und sich zu überlegen, was eigentlich überhaupt unsere eigene Sicht ist und nicht die aller anderen (wenn es das überhaupt gibt). Wenn es darum geht, eine neue Sicht auf die Dinge zu entwickeln, dann geht es darum, erst einmal vieles infrage zu stellen. Was bedeutet das? Sie merken in einer Situation, dass Sie sich unwohl fühlen. Diesen Moment müssen Sie lernen zu erkennen. Dazu müssen Sie merken „Oha, jetzt geht es um etwas, über das ich unbedingt nachdenken muss!". Dann sind Sie sich erst einmal wirklich bewusst, *dass* Sie gerade handeln, und Sie reagieren dann nicht nur einfach, wie Sie es gewohnt sind. Wenn Sie dann die Situation und Ihre Möglichkeiten – alle Möglichkeiten – durchdenken, haben Sie schon einen großen Fortschritt gemacht. Es geht gar nicht darum, sofort alles anders zu entscheiden. Wichtig ist nur, dass Sie bemerken, wenn etwas Ihre Aufmerksamkeit braucht und geklärt werden muss. Aber eben nicht sofort und nicht so schnell wie möglich. Auch wenn es Monate dauert, bis Sie sich Ihren Standpunkt überlegt haben und das, auch nach anfänglichen Misserfolgen, auch umsetzen können, ist es ein Erfolg. Das ganze Nachdenken und Versuchen war ein Training, das Ihnen künftig immer wieder zugutekommt und das Ihre neue Position sicherer gemacht hat. Mit der Zeit werden Sie so auch immer öfter spontan reagieren, und Sie werden nach kurzer Zeit denken „Wow, so hätte ich ja früher nie reagiert!". Wir kommen später noch zu speziellen Methoden, um das zu trainieren, und dann wird auch geklärt, warum das so funktioniert.

Dieser erste Schritt ist sehr wichtig: Das Heraustreten aus der „Betriebsblindheit" wird auch „das Betrachten der Metaebene" genannt. Die *Metaebene* ist quasi eine übergeordnete Ebene, die nicht das Problem oder die Situation im Moment betrachtet, sondern das Problem oder die Situation an sich. Ein gutes Beispiel ist da die *Metakommunikation*: Kommunikation ist klar, es bedeutet, dass wir gerade miteinander reden (kommunizieren). Die Metakommunikation ist also nicht das konkrete miteinander Reden, sondern das Reden darüber, wie man miteinander redet. Man tauscht sich also darüber aus, wie man über verschiedene Dinge miteinander redet. Genau das machen Sie, wenn Sie nicht denken „Mein Gott, fahr zu, Du Trottel", sondern „Ich bin scheinbar total angespannt, weil mich Autofahren immer sehr aufregt". Kein großer Unterschied; ist ja klar? Dann haben Sie es noch nicht ganz verstanden. Der wichtige Unterschied ist, dass, wenn Sie jemand im Nachhinein fragt, ob Sie sich beim Autofahren immer total aufregen, Sie das dann ganz leicht erkennen. Aber bemerken Sie das einmal, wenn Sie gerade im Auto sitzen und die Scheiben von Ihrem Gefluche beschlagen (erröten können die Scheiben ja nicht). Ein gutes Bild für das Betrachten ist die *Vogelper-*

spektive: Sie bemerken, dass etwas nicht so läuft, und dann stellen Sie sich vor, dass Sie sich wie ein Vogel in die Luft erheben und alles aus weiter Ferne von oben beobachten und die Übersicht bekommen. Bei einem Stau wäre das super praktisch! In der Realität ist die Vogelperspektive nicht so praktisch: Wenn Sie eine endlose Diskussion führen, dann dürfen Sie nicht fragen „Wie kann ich den (oder die) jetzt überzeugen?", sondern „Was läuft gerade schief, dass wir uns nicht einigen können?". Das Ergebnis kann dann total unterschiedlich sein. Ein typisches Problem könnte z. B. sein, dass man unterschiedliche Dinge meint und das nicht bemerkt. Das ist häufiger der Fall, als man denkt. Wenn man da also in die Vogelperspektive geht, dann kommt man eher einmal darauf, ein paar Dinge nachzufragen, an denen es scheitern könnte.

Es ist also ganz wichtig zu lernen, wenn man in einer Situation (für sich selbst) falsch reagiert, anders reagieren möchte oder etwas anders sehen und sich künftig darauf einstellen möchte. Die ganzen Erläuterungen aus Kap. 2 kommen erst zum Tragen wenn Sie es schaffen, das zu bemerken. Nehmen Sie sich für die nächste Zeit doch einmal vor, eher einmal innezuhalten und zu überlegen „Ist das jetzt gerade so, wie ich es möchte?". Dann ist es ein relativ einfacher Trick sich vorzustellen, wie ein Vogel alles „von oben" zu betrachten. Und dann können Sie die Situation einmal infrage stellen und sich Gedanken darüber machen. Das muss aber nicht sofort sein, behalten Sie es im Kopf und nehmen Sie sich ganz konkret zu einem bestimmten Zeitpunkt etwas Zeit, um das zu durchdenken. Und das muss dann nicht in zwei Stunden geklärt sein. Für die wichtigen Dinge brauchen Sie sicherlich mehr Zeit, weil Sie dation in Sekundenbruchteilen reagieren, und die Wegweiser sind irreführend. Die erste Grundsatzfrage ist also, ob Sie eigentlich bewusst leben oder ob Sie versuchen, in Rekordzeit ein Programm abzuarbeiten, das Ihnen die Welt einfach vorschreibt. Betrachten wir einmal das Leben, wie im ersten Teil geschildert, als Nürburgring mit verschiedenen Abschnitten: Die „Prestige-Kurve", die „Geld-Gerade", die „Arbeits-Schikane" (wie passend!) oder das „Freizeit-Nadelöhr". Immer gilt es, diese Dinge „abzuhaken" und alles in Rekord-Rundenzeit! Lässt sich Ihr Leben in diese Metapher pressen? Es muss nicht ganz passen. Aber wenn Sie unzufrieden sind, dann könnte man sagen, dass Sie durch den Alltag heizen, der Motor heiß läuft, der Sprit ausgeht und Boxen-Stopps zu selten sind. Vielleicht ist ja aber auch eine ganz andere Sicht für Sie die richtige. Vielleicht fahren Sie ja schon eigentlich immer *ihre* Idealrunden und sind, aus der Vogelperspektive, ganz glücklich. Denken Sie auch einmal darüber nach. Was Sie irritieren könnte, ist, dass andere viel schneller fahren und es Ihnen immer vor die Nase halten. Das kann eben auch „die Gesellschaft" sein, die Ihnen das vorhält: die Werbung, Politiker, Ihr Chef, Ihre Kollegen, Ihre Freunde, Ihre Familie, Ihre Nachbarn, Zeitungen, Nachrichten, Magazine etc. Es könnte also alles tipptopp eingestellt sein und „rund" laufen, aber Sie hören dauernd ein Klappern: „Man muss mehr Geld haben", „Man braucht tollere Hobbys", „Der alte Fernseher ist nicht so toll wie der vom Nachbarn" etc. Vielleicht ist es ja auch kein Klappern, sondern so ein Dröhnen: Sie fahren Ideallinie, Sie haben lediglich vergessen, in den höheren Gang zu schalten: Das heißt, es ist eigentlich alles ziemlich gut (irgendwas kann man sicher noch verbessern), aber es stresst

Sie alles, weil Ihre Wahrnehmung so gepolt ist. Schalten Sie einmal wahrnehmungstechnisch hoch, dann geht auch die Motortemperatur vielleicht herunter!

Gehen Sie also auf die Metaebene und schauen Sie sich einmal alles grundsätzlich von oben an. Wir neigen ja wie gesagt zu Verallgemeinerungen (das ist eine emotionale Reaktion) und zu Vereinfachungen (Komplexitätsreduktion). Ihr erstes Ziel auf dem Weg zu einer neuen Sicht wäre also, alles genauer zu betrachten: Was ist denn wirklich schlecht, und was alles ist denn eigentlich ganz gut? Verständigen wir uns darauf: Wenn bei Ihnen alles bestens ist, dann lesen Sie dieses Buch eher nicht. Also nehme ich an, dass Sie im „negativen Bereich" sind …? Der Deal ist jetzt, dass wir uns auf „0", auf neutral, einigen. Es ist nicht alles schlecht und unterm Strich stehen wir zumindest einigermaßen gut da (es könnte *viel* schlechter, dürfte aber noch *etwas* besser sein). Denken Sie einmal darüber nach, ob wir uns nicht darauf einigen können (gerade nach der Einleitung dieses Kapitels!). Das ist nämlich wichtig: Wenn wir uns auf die negativen Dinge konzentrieren und die guten übersehen (selektive Wahrnehmung), dann kommt uns wirklich alles schlecht vor und wir leiden nur unter dem Schlechten und verpassen das Gute. Schalten Sie also einmal gedanklich einen Gang hoch, damit der Motor (Ihr Gehirn mit allen Gedanken und Gefühlen) abkühlen kann.

Weiter oben ging es darum, dass unsere Wahrnehmung „selektiv" ist, d. h., dass wir Bestimmtes wahrnehmen und anderes nicht und dass das von vielen Faktoren, z. B. unserer Erwartung, abhängt. Die zentrale Frage ist, ob man aus Pessimisten einfach Optimisten machen – also sich selbst einfach umkrempeln kann. Ja und nein: Man kann, aber einfach dürfte es für die meisten nicht sein, sondern ein Umgewöhnungsprozess. Aber wenn wir uns normalerweise eher (unbewusst) auf das Negative konzentrieren, dann kann man ganz einfach davon ausgehen, dass das umgekehrt ebenso theoretisch möglich ist. Man muss eben „nur" umdenken – das ist das Einzige, was die Sache schwerer macht.

Wie können wir dann also unsere Wahrnehmung (und unser Denken und Empfinden) umkrempeln? Das ist alles Einstellungssache (kennen Sie sicher schon). Keine Sorge, das restliche Buch befasst sich ja damit, unsere Einstellung zu verändern … Ein Grundstein für eine solche „Renovierung" ist, dass wir Bestimmtes einfach einmal akzeptieren oder anerkennen sollten. Es geht darum, sich nicht mit Unnötigem zu quälen (was das ist, muss aber leider jeder für sich herausfinden). Was unnötig ist und was für Sie wichtig ist, müssen Sie erst herausfinden (das ist die Denksport-Grundlage für Ihre Umgewöhnung). Wie schon mehrfach gesagt, ist es wichtig sich klarer zu werden; dann verschwinden Unsicherheiten und die Orientierung an der Mehrheitsmeinung, und neue Optionen werden greifbar. Dann können Sie nämlich (wenn es das ist) den Wettbewerb um das bessere Auto einfach aufgeben, weil es Sie z. B. eigentlich ja gar nicht interessiert und Sie nur der „Gruppendruck" in den Wettbewerb gedrängt hat. Das gilt für viele andere Sachen auch: Sie müssen nicht mehr der Beste, der Schlaueste, der Reichste, der Schönste oder gar in jeder Hinsicht perfekt sein. Sie suchen sich aus, was Ihnen wichtig ist, wo Sie vielleicht wirklich vorne mitspielen wollen, wie viel für Sie wovon erstrebenswert ist und was Ihnen vollkommen Wurst ist. Das ist eine gute Liste von Beispielen für differenziertes Wahrnehmen: Sie sind nicht schlecht, weil Ihnen nicht alles gelingt! Sie sind da gut und woanders sind Sie raus. Niemand ist in allem gut, sondern die glänzenden Leistungsträger sind in einer oder zwei Sachen gut, und der Rest wird dann gerne noch für den Mythos des Wundermenschen aufgebauscht.

Das bedeutet, dass Sie eben nicht alles beachten müssen, was Sie nicht können oder haben, sondern dass Sie das sehen, was Sie haben und können! Sie fokussieren sich auf das Positive und entgehen dem dämlichen Allround-Wettbewerb. Ihre neue Einstellung konzentriert sich, wie in diesem Beispiel, immer auf das Positive und ignoriert nicht nur das vermeintlich Negative, sondern setzt erstmals realistische Maßstäbe an! Dann fällt nebenbei auch so einiges weg, was als schlecht oder gar als Versagen immer an Ihnen genagt hat – und schon fällt die Bilanz viel besser aus. Vielleicht ist dann ja gar nichts mehr übrig (muss aber nicht so sein). Im Zentrum steht die Einstellung: Es geht darum, in jeder Situation das Positive zu bevorzugen. Wenn man immer darauf wartet, dass irgendetwas passiert oder dass man irgendwann etwas erreicht oder hat, dann verdirbt einem die gleich gebliebene negative Einstellung auch den Genuss dessen, worauf man wartet. Es gilt zu lernen (!), das Negative an den Rand zu drängen, abzuhaken, zu akzeptieren oder loszuwerden und das Positive zu sehen und zu genießen. Das ist eine komplette Wahrnehmungsumkehr, die nicht sofort gelingt, sondern die Umgewöhnung und auch Training braucht!

Aber Vorsicht: Es wird schon wieder versucht „etwas zu erreichen", aber was soll das sein, und was ist, wenn es erreicht ist? Dann verliert es an Wert und alles geht von vorne los. Ziel ist also zurückzuschalten, genauer und bewusster zu wissen, was es werden soll, und sich nur wirklich wichtige und realistische Ziele zu setzen, vielmehr zu lernen, was schon für das Glück ausreicht, was glücklich macht und was einem nur eingeredet wurde. Man muss nur an den Punkt kommen, wo man sagt „Ich habe alles, ich weiß, was ich brauche, mehr will ich nicht, ich mache und habe alles, was mir wichtig ist".

Das Kapitel begann damit, dass man alles im Kopf entstehen lassen kann, was man will. Ich möchte das nochmal wiederholen: Der Konstruktivismus besagt, dass wir unsere Realität konstruieren und dass dabei viele Faktoren aus unserem Aufwachsen und unserem Umfeld einwirken. Das Hauptproblem ist die Unbewusstheit, weil wir während des Aufwachsens die Welt „einfach so erlernt haben, wie sie ist". Das ist für uns alles ganz natürlich und erst einmal schwer infrage zu stellen. Wir bestätigen uns die vorherrschende Sicht ja auch immer gegenseitig, weil wir alle gleich aufgewachsen sind. Der Mensch ist viel mehr ein Herdentier, als uns das meistens bewusst ist. Die Richtung, in die alle rennen, kann schon mal nicht die schlechteste sein. Man geht davon aus, dass es wohl sogar die beste Richtung sein muss, und man will genauso wie die anderen profitieren. Es kommt also darauf an, dass Sie Ihre eigene Sicht entwickeln (das ist die Hauptarbeit), dass Sie sich dabei über einiges klarer werden und Sie dann auch sicherer mit Ihren Wünschen und Entscheidungen sind. Es hilft also nichts: nachdenken, umdenken und machen! Egal, was Sie konkret tun, ausschlaggebend ist die Einstellung! Erinnern Sie sich an das Dorf-Beispiel: Den Umzug aufs Land kann man gleich lassen, wenn man einfach nur woanders sitzt und wieder alles im alten Trott wahrnimmt. Also keine oberflächlichen Schnellschüsse! Lassen Sie sich Zeit, und lernen Sie erst einmal etwas über sich.

Wenn Sie aber den Entschluss getroffen haben (aber bitte nicht spontan), dass Sie entspannter leben wollen, dann müssen Sie das auch unter allen Umständen konsequent tun. Ist das nur eine spontane Entscheidung, werden Sie ein Problem bekommen: Sie überlegen sich, was sich alles ändern soll (das ist ja schon einmal ein Fortschritt), aber Sie trauen sich nicht, die ganzen Veränderungen anzugehen. Warum? Ohne eine genauere Auseinandersetzung damit fehlen Ihnen die ganzen Überlegungen und Begründungen, warum Sie das wollen, was genau wichtig ist, warum Sie das können und warum Sie das auch dürfen! Sie müssen sich da von alten Gewohnheiten, aber auch vor allem von alten Regeln lösen. Und gegen diese lange verinnerlichten Regeln zu verstoßen, kommt Ihnen bei solchen Schnellschüssen unmöglich vor. Oder Sie machen es einfach und haben immer ein schlechtes Gewissen, weil Sie ja ein Abtrünniger sind. Die Dinge, die Ihnen im Weg stehen, müssen sich aber erst einmal auflösen, und das geht meist nicht, indem man sie ignoriert. Das geht, indem klar wird, dass es gute Gründe dagegen gibt, dass die Dinge gar nicht so für Sie gelten und dass Ihre eigene Sicht auch wirklich zählt! Ein Beispiel zum entspannten Leben: Wenn Sie meinen, Sie können Ihr altes Pensum aufrechterhalten und dabei einfach nur noch Spaß haben, dann ist das nur eine Variante (nämlich die, bei der Sie erkennen, dass Sie einfach „viel Betrieb" brauchen – wirklich brauchen!). Allerdings wäre es auch eine Variante, dass Sie sich einfach nur unter Druck gesetzt fühlen und sich erst einmal klar werden müssen, dass Sie einen Weg mit weniger Stress suchen. Wenn das der Fall ist, dann geht es nicht darum, den Stress schätzen zu lernen (wie weiter oben), sondern darum, Ihr Pensum zu reduzieren! Dann geht es nicht darum, das positiver zu sehen, sondern herunterzufahren! Das müssen Sie (als ein Beispiel) unterscheiden können, und dann können Sie auch eher für sich rechtfertigen „… wenn's ein bissl weniger sein darf …". Aber wenn es soweit ist, dann müssen Sie das auch umsetzen, die Hürden erkennen und dann abbauen!

Wenn man also Veränderungen möchte, dann sollte es einem viel klarer sein, worauf es ankommt, dann muss man umdenken, und wahrscheinlich muss man einiges Altes „über Bord werfen". Man kann nicht alles so lassen und denken, dass es mit der richtigen Einstellung einfach nur „toller" ist. Man kann nicht alles Alte berücksichtigen und alle übertriebenen Ansprüche beibehalten und sich trotzdem glücklicher fühlen. Das würde gehen, ist aber mehr der erste Schritt: Alles erst einmal positiver sehen. Aber bei vielem muss man abspecken und herunterfahren. Das heißt, Schritt 1 ist „positiver denken" und Schritt 2 ist „ausmisten". Wichtig ist, dass man sich Gewissheit verschafft. Man muss erst bewusst auswählen und dann bewusst dahinterstehen. Die Meinung anderer oder die alte Denkweise, die man internalisiert hat, darf nicht mehr zählen. Man muss den neuen Weg auch gegenüber der Mehrheitsmeinung aushalten können. Wichtig ist aber, dass man keine Rechtfertigung braucht, es ist die eigene Entscheidung. Punkt.

Wie passt das jetzt zur Landkarten-Metapher aus den bisherigen Abschnitten? Eigentlich könnte man diese auch einmal „über Bord werfen"; sie ist mir ja doch eigentlich ein bisschen zu esoterisch … Aber ich denke, sie taugt als roter Faden ganz gut und muss also wieder herhalten: Momentan geht es nicht darum, wie unser „Bild der Welt", unsere Landkarte, aussieht, sondern mehr wieder darum, dass man sie anders lesen und „sein eigenes Ding machen" soll. Wir sind gerade bei der grundsätzlichen „Reiseplanung": Es geht hier um „weg vom „All-inclusive-Standard-Massenurlaub" und hin zum Individual-Urlaub". Können Sie sich mit einer ganz anderen Art von „Urlaub" (also einer anderen Art von Leben) anfreunden oder setzen Sie sicherheitshalber doch lieber auf die fix und fertigen Angebote aus dem Reisebüro? Also eigentlich sollten ja alle schon für eine Alternative zu haben sein, aber: „Spontaneität will gut überlegt sein ...". Gehen wir es ruhig an ...

3.2 Dämonen und der Ruhepol

Zeit für ein erstes Erfolgserlebnis: Wenn Sie bis hierhin durchgehalten haben, dann haben Sie sicherlich schon (zumindest ein bisschen) angefangen nachzudenken und ein paar Sachen zu hinterfragen. Herzlichen Glückwusch! Der erste Schritt ist also schon gemacht! Sie sind aus der Betriebsblindheit Ihres Lebens herausgetreten und beginnen neue Wege zu erahnen und Möglichkeiten zu sehen. Sich neu zu orientieren, einen Neubeginn zu starten, mehr nachzudenken ist keine lästige Krise, sondern der Beginn der Verbesserung, die Talsohle ist durchschritten, es geht nur noch aufwärts! Egal, wie lange die Phase dauert, je mehr man über sich nachdenkt, desto mehr lernt man und desto mehr verändern sich die Dinge. Teilweise sogar von ganz allein, und nach einiger Zeit wundert man sich, dass man auf einmal anders reagiert! Sie werden überrascht sein!

Wie sieht nur ein erster Schritt aus? In Abschn. 3.1 habe ich versucht Sie davon zu überzeugen, dass eine neue Sichtweise nicht nur möglich, sondern dass sie prinzipiell ganz leicht ist (theoretisch). Praktisch scheitern wir natürlich an Gewohnheiten und auch an dem direkten und indirekten Druck aus unserem Umfeld und unserer Gesellschaft (wobei das meiste ja eben einfach nur verinnerlicht ist und Sie diesen vermeintlichen Druck selbst gleich vorwegnehmen und als unüberwindbare Grenze betrachten). Ein erster Schritt um „herunterzuschalten" ist also zu verstehen, dass alles relativ ist und neu durchdacht werden muss. Dabei muss herausgefunden werden, worauf es wirklich ankommt! Das ist allerdings eher ein längerer Prozess, in dem man sich überlegt, was denn wohl wichtig sein könnte und was nicht. Man wird Veränderungen ausprobieren und Korrekturen vornehmen müssen und sich viele grundsätzliche Gedanken machen. Um eine gute Grundlage für diesen Prozess zu schaffen, muss man sich erst einmal ein Stück weit ausklinken.

Zur Übung habe ich schon vorgeschlagen zu erkennen, wenn etwas „nicht in Ordnung" ist, und dann alles von oben, aus der Vogelperspektive zu betrachten. Das gilt weiterhin und genau das kann man auch ganz grundsätzlich machen: Treten Sie einen Schritt zurück und finden Sie erst einmal heraus, was Sie eigentlich die ganze Zeit plagt. Ich nenne das einmal Ihre *Dämonen*: also die „bösen Geister", die um Sie (oder besser vor allem in Ihrem Kopf) herum spuken und die Sie regelmäßig piesacken. Genau genommen geht es jetzt um eine Präzisierung von dem, worauf

Sie einmal achten sollten: das was „nicht in Ordnung" ist! Allerdings nicht so nebenbei in allen möglichen, ganz konkreten Situationen, sondern eben „übergreifend". Was uns so den ganzen Tag nervt, das ist mal ein Stein im Schuh, mal eine Aufgabe, die wir nicht mögen. Als Dämonen kann man Sachen und Eigenarten bezeichnen, die uns viele Dinge verleiden. Ein sehr beliebter „Dämon" ist der Stress: Heutzutage hat jeder Stress beziehungsweise hat man sogar Stress zu haben, sonst gehört man ja nicht dazu. Stress ist also ein solches übergeordnetes Problem, das uns viele Situationen als belastend empfinden lässt, obwohl die einzelnen Situationen an sich gar nicht so schlimm wären. Der kurze Einkauf auf dem Heimweg wird dann zum Hundertmeter-Hürdenlauf mit Einkaufswagen. Warum? Der Einkauf ist nur ein Punkt auf der Liste, davor war schon viel Stress und danach geht der Stress weiter. Bei diesem Beispiel ist der wesentliche Unterschied, dass Ihnen auf der Arbeit jemand im Genick sitzt und für Stress sorgt. Sobald Sie vom Arbeitsplatz weg sind, sind Sie Ihr eigener Boss. Warum nicht bewusst extra langsam machen! Sie werden sehen: Es dauert nicht viel länger, und Sie erledigen trotzdem alles, aber durch das gefühlte Trödeln war es fast schon ein gemütlicher Wochenendeinkauf. Sie finden Trödeln übertrieben? Ich denke, diese Übertreibung braucht es, damit man sich ganz bewusst „entstresst".

Es gibt eine Koppelung zwischen Körper und Psyche. Jeder kennt diese Verbindung von den so genannten „psychosomatischen" Erkrankungen, also körperliche Erkrankungen, die psychisch ausgelöst werden wie z. B. das legendäre Stress-Magengeschwür bei Managern. Weniger bekannt oder gar erforscht und akzeptiert ist die umgekehrte

Richtung: dass man mit dem Körper auf die Psyche Einfluss nehmen kann. Natürlich ist dieser Zusammenhang nicht nur etwas für Freunde des Lach-Yoga – oder sind Sie gut drauf, wenn Sie krank sind oder Schmerzen haben? Machen Sie einmal einen kleinen Versuch. Lächeln Sie einmal. Fühlt sich das nicht irgendwie spontan nach guter Laune an? Bei diesem Beispiel habe ich mich (als es mir zum ersten Mal begegnet ist) auch total gewehrt, aber ich finde, es hat tatsächlich eine Wirkung. Aber auch wenn dieser Versuch bei Ihnen vielleicht nichts bewirkt, dann nützt uns das doch etwas. Wir bleiben beim Beispiel von Stress und Einkaufen: Wie kann man bewusst trödeln? Gehen Sie langsam, machen Sie keine hektischen Bewegungen, gehen Sie es einfach gemütlich an. Nehmen Sie sich für alles ganz viel Zeit und bummeln Sie einfach. Damit haben wir eigentlich noch gar nichts mental geändert, es ist nur ein Trick, um sich „stressfrei" zu verhalten. Mit diesem Konzentrieren auf Ihr körperliches Verhalten beschäftigen Sie nämlich Ihren Kopf, und er hat viel weniger Möglichkeiten, sich mit Stress-Gedanken zu beschäftigen.

Gut, das mit dem Stress ist natürlich ein sehr einfaches Beispiel. Ein anderer Dämon ist vielleicht der Perfektionismus. In Deutschland ist das ja kein Tick, sondern ein Volkssport. Wenn immer alles perfekt sein muss, dann finden Sie immer überall Fehler und dann müssen Sie immer irgendwo etwas verbessern. Es spricht aber nichts dagegen, dass man „einfach alles in Ordnung" haben möchte. Das Problem am Perfektionismus ist, dass es nie genug ist. Selbst wenn Sie alles einmal auf den Kopf gestellt haben, wenn Sie nochmal darüber schauen, finden Sie wieder etwas und wieder und wieder … Ebenso ist es mit den materiellen Dingen: Sie haben den einen Job erreicht, das eine Auto gekauft, das beste Haus gefunden? Und dann? Dann merken Sie: Es gibt noch einen besseren Job, noch ein besseres Auto und noch ein besseres Haus. Das hat kein Ende oder warum, meinen Sie, kaufen sich (zu) reiche Leute immer irgendeinen Schwachsinn, der nur so viel Wert ist, weil man die komplette Oberfläche mit Edelsteinen besetzt hat oder es den Gegenstand nur fünfmal gibt (künstliche Verknappung)?

Es geht also darum, die „Dämonen" zu kennen, die uns persönlich plagen. Wichtig bei diesen Dämonen ist, dass sie die Eigenarten sind, die uns die Laune verderben – die Spielverderber. Wenn wir diese kennen, dann kann es sein, dass sich vieles, was unzufrieden macht, plötzlich ganz anders darstellt! Man könnte sagen, dass die „Dämonen" die negativen Teile unserer Persönlichkeit oder unserer Einstellung sind. Oder unsere Denkfehler. Dabei gilt allerdings, dass, was für den einen schlecht, für den anderen gut ist. Deswegen muss man selbst herausfinden, was der eigene Miesepeter ist und was nicht. Es geht immer noch darum, erst einmal „herunterzukommen" und alles ein bisschen distanzierter zu sehen, also Abstand zu gewinnen. Wie schon in Kap. 2 gesagt, gilt es nicht mehr reflexartig, sondern bewusst wahrzunehmen und zu reagieren. Hoffentlich haben Sie schon geübt zu bemerken, wann Ihnen etwas „gegen den Strich geht" oder besser, was Sie unglücklich macht! Jetzt sind zwei Reaktionen wichtig: Erstens sollten Sie eine Reaktion trainieren, die Ihnen hilft, das Problem entspannt zu sehen, um nicht wieder wie früher zu reagieren. Und zweitens sollten Sie sich zunächst darauf konzentrieren, Ihre Dämonen kennenzulernen.

Zu Beginn, um sofort zur Ruhe zu kommen, braucht man einen zentralen *Ruhepol*. Man muss seinen Haupt-Dämonen erkennen und ihn immer abweisen. Das gelingt nicht sofort. Am Anfang reagiert man wieder reflexartig. Man muss trainieren, den Widerstand frühzeitig zu bemerken und ihn abzuweisen. Dafür braucht es mehr Aufmerksamkeit und einen *Zauberspruch*. Der Zauberspruch repräsentiert eine ganz zentrale Erkenntnis und drückt diese so aus, dass sie handlungsleitend wird, und zwar indem die Formulierung sehr überzeugend ist. Man muss also erkennen, was einen verrückt macht, man muss es bemerken, sobald es einen verrückt macht, und man muss erkennen, warum es Quatsch ist. Dabei sollte man bedenken, dass es auch einfach eine rein emotionale Reaktion aus heiterem Himmel sein kann. Da ist natürlich die Grenze zu psychischen Erkrankungen (z. B. Depressionen) nahe, und man sollte sich im Zweifel lieber mal checken und beraten lassen. Leichte Depressionen dürften auch recht verbreitet sein und sind bei hoher Unzufriedenheit oder zeitweise sehr belastenden Situationen auch nicht verwunderlich. Hier gilt es, lieber einmal zu früh als zu spät einen Experten zu fragen (keine Sorge, da gehen Sie erst einmal zum Hausarzt). Aber es geht jetzt nicht darum, dass alle Leser des Buches auf einmal Depressionen haben. Ich muss nur darauf hinweisen, dass man bei sehr belastenden Gemütszuständen auf Nummer sicher gehen muss. Ansonsten gehen wir einmal von leichten bis deutlichen „Verstimmungen" aus. Man muss also trainieren, eine schlechte Stimmung zu bemerken, um darauf reagieren zu können! Wenn man sie erst erkannt hat, dann kann man kurz analysieren, ob es einen konkreten Grund gibt (und sich dann damit beschäftigen) oder ob es „einfach so über einen kommt". Wenn es „einfach so" ist, dann muss man eine beruhigende Reaktion darauf trainieren. Da ist ein *Leitsatz* (oder eben „Zauberspruch") hilfreich. Ein solcher Leitsatz ist aber für jeden unterschiedlich, und Sie müssen über sich nachdenken und sich selbst auf die Schliche kommen. Dann wird auch klar, was Sie beruhigt. Dieser Leitsatz könnte irgendwie so aussehen: „Oha, jetzt kommt's wieder über mich; ganz ruhig, es ist eigentlich gar nichts ...". Oder: „Bleib ruhig, das ist nur eine Stimmungsschwankung. Gibt es denn gerade wirklich ein Problem?". Wenn Sie einen solchen Satz für sich selbst noch etwas konkreter machen, wird er auch noch viel überzeugender.

Gut, das ist jetzt für diese berühmten Stimmungstiefs gedacht. Der zweite Schritt geht gezielt auf Ihre persönlichen Dämonen ein (wobei jeder natürlich seine eigenen hat). Wenn Sie also bemerken, dass es Ihnen wieder schlecht geht, dann sollten Sie einfach entspannt reagieren und sich sagen „Aha, jetzt ist etwas, ruhig bleiben, was ist das Problem, ich kann das lösen, und ich muss es nicht sofort lösen!". Was könnten solche generellen Dämonen sein? Perfektionismus, Dauer-Stressempfinden, „Es-allen-recht-machen-wollen", „Der-Beste-sein-wollen", „Ich-muss-das-haben" und viele weitere ... Ich habe ja schon viele solche kleinen Teufel auf der Schulter erläutert. Sie müssen also merken, wenn der Dämon loslegt, damit Sie nicht mit Ihren alten Reflexen reagieren. Und Sie müssen Ihren Dämon (oder Ihre Dämonen) kennenlernen, damit Sie sie platt machen können. Durch Ihr grundsätzliches Umdenken bekommen Sie mit der Zeit immer mehr Gründe, warum dieser Dämon keine Macht über Sie hat! Dann können Sie zumindest sagen „Alles klar, kein Problem, einfach ruhig bleiben, ist in Arbeit!". Machen wir ein Beispiel: Was kann unser Hauptdämon denn so? Wenn wir perfektionistisch sind, liebt er Zeitdruck, der uns dann dazu zwingt „mangelhaft" zu arbeiten: Das perfekte Ergebnis, das uns vorschwebt, ist sowieso nicht zu erreichen und schon gar nicht unter Zeitdruck. Oder 15 °C Außentemperatur beschäftigen Sie eine Viertelstunde: Zieh ich eine Jacke an oder nicht? Wird mir mit Jacke zu warm sein, oder ist es ohne zu kalt? Die Jacke unnötig mitzunehmen wäre aber auch nicht perfekt. Oder wenn wir sehr ordentlich sind, treibt uns eine einzelne ungespülte Tasse (in einer sonst vollkommen aufgeräumten Küche) in den Wahnsinn. Unsere Welt besteht dann in diesem Moment aus dieser einen ungespülten Tasse, und damit ist unsere Welt nur Unordnung und Chaos (ja, denken Sie an die Generalisierungen!).

Es gibt also vieles, das uns aus dem Konzept bringt, und das hängt immer mit unserer Vergangenheit zusammen: Mit unseren Erfahrungen, mit unserer Erziehung und mit dem Aufwachsen in unserer Gesellschaft und der jeweiligen gesellschaftlichen Gruppe. Da es Zeit benötigt, um alles zu erforschen und sich darauf einzustellen, sind ein paar Schritte am Anfang wichtig. Den ersten Schritt haben wir am Anfang des Kapitels kennengelernt: Erkennen, dass uns etwas belastet, und einen Schritt zurücktreten, der uns die Situation bewusst werden lässt. In einem zweiten Schritt sollte man sich einen Ruhepol suchen, der hilft den Druck aus der Situation zu nehmen. Der dritte Schritt ist dann die Dämonenjagd: das Erkunden dessen, was belastend ist, und die Suche nach langfristigen Lösungen.

Es ging schon mehrfach darum, dass wir meist unbewusst „reagieren" und das aus plausiblen Gründen. Reagieren entlastet unser Gehirn und versetzt uns in die Lage, ohne Nachdenken in gefährlichen Situationen zu handeln. Dieser Überlebenstrick ist in unserer modernen Zeit allerdings eine Falle, da wir Situationen als gefährlich empfinden, die es eigentlich gar nicht sind. Zumindest besteht nicht der Zwang, sofort wegzurennen und Deckung zu suchen, sondern es wäre eigentlich schon Zeit da um nachzudenken. Der erste Schritt ist also, diese gefährlichen Situationen zu erkennen und nicht die Flucht zu ergreifen, das heißt vorschnell zu handeln. Machen wir aus der Flucht, aus uns als Gejagten das Gegenteil: Sie sind ab sofort der Jäger, der nicht eine gefährliche, sondern eine günstige Gelegenheit bemerkt. Sobald Sie „es rascheln hören", schleichen Sie vorsichtig und konzentriert auf Ihren Jäger-Hochstand und suchen nach Ihrer Beute. Sie gehen damit mental ganz bewusst in die Vogelperspektive (Meta-Ebene); bei diesem Beispiel allerdings nicht ganz weit hoch, sondern nur auf eine erhöhte und entfernte Position. Sie schaffen sich Abstand aus der aktuellen Situation und können diese aus der Entfernung ruhig beobachten. Es geht also nicht um den Blick „auf alles", auf Ihr ganzes Leben (den machen wir bei Gelegenheit in Ruhe). Es geht darum „kopfmäßig" aus der momentan Situation herauszutreten, um sich zu fangen.

Wie kann man nun solche Situationen erkennen? Ein Jäger klappt seinen Hochstand auch nicht einfach spontan auf, wenn er ihn plötzlich braucht. Er muss ihn also schon vorher aufstellen, und meist wird er mehrere solcher Hochstände haben. Es geht also erst einmal um die Vorbereitung. Sie überlegen sich gute Standorte für Ihre Hochsitze und bauen diese dort in Gedanken auf. Wo sind die Bereiche Ihres Lebens, die Ihnen Stress und Unbehagen bereiten? Arbeit, Beziehung, Freunde, Kinder, Hobby, Pflichten, Unordnung, Stress, Perfektionismus etc. Allein diese Vorüberlegung bereitet Ihr Gehirn darauf vor, in einem möglicherweise „modern-gefährlichen" Bereich aufmerksamer zu sein. Sie prägen damit eine neue Verhaltensmöglichkeit aus, die mit der Zeit immer schneller „abläuft" (wir kommen später noch zum *Neurolinguistischen Programmieren* als eine solche Technik). Auch alles, was wir ganz grundsätzlich in diesem Buch angesprochen haben, behalten Sie im Hinterkopf und aktivieren es bei Bedarf. Diesen Effekt können Sie aber verstärken, wenn Sie schon einmal im Vorfeld, in Ruhe, überlegen, wo denn ihre „psychischen Tretminen" ungefähr liegen dürften. Wenn Sie da eine ungefähre Vorstellung haben, wo Sie oft mit Problemen konfrontiert sind, dann haben Sie schon eine gute Eingrenzung gemacht. Das würde schon einmal bedeuten, dass es in den anderen Bereichen eigentlich „nichts zu tun gibt". Leider strahlen die Problembereiche, z. B. Stress am Arbeitsplatz, immer auch in die anderen Bereiche aus, z. B. Gereiztheit und Knatsch mit dem Partner nach der Arbeit. Das ist auch eine wichtige Überlegung: ihre eigentlichen Ruhezonen. Noch sind wir aber „an der Front". Wenn Sie sich grob klar sind, wo Sie als Jäger am besten lauern, dann sollten Sie sich das Terrain noch ein bisschen genauer anschauen: Meist kommt „die Beute" aus einer bestimmten Richtung, z. B. morgens aus dem Wald, über die Wiese und runter ans Wasser. Wenn Sie, wie die meisten, also Ihre Arbeit im Verdacht haben, dann überlegen Sie genauer, wo da genau der Hochstand stehen soll. Ist es Ihr Kollege, der Sie immer in den Wahn-

sinn treibt, oder der Chef, der Sie wie ein Rebhuhn schlagartig aufscheucht und dann das Feuer eröffnet? Oder sind
es bestimmte Aufgaben, die Ihnen schwerfallen und Sie
dann komplett „herunterziehen"? Überlegen Sie sich genauer, was sich immer wiederholt!

Wunderbar: Die Vorbereitungen sind gemacht, Waid-
mannsheil! Wir haben unser „Jagdrevier" nun schon besser
kennengelernt. Jetzt kommt es auf Ihre Jäger-Instinkte an:
Sie müssen das „Rascheln" hören. Man braucht schon gute
Ohren, um eine leise Bewegung am Waldrand zu bemerken. Genauso brauchen Sie für sich selbst auch diese berühmten „feinen Antennen". Genauso wie beim Pirschen
auf der Jagd, muss man da erst einmal eine Weile trainieren
und üben. Wir haben uns diese Dinge soweit schon einmal
bewusst gemacht und damit unser Gehirn darauf gepolt.
Damit reagieren wir schon etwas bewusster. Wenn Sie sich
jetzt noch auf den Bad-Spiegel eine *Erinnerung* schreiben
oder eine „Mahn-Notiz" an den Bildschirm hängen, dann
reagieren Sie automatisch mit der Zeit immer öfter wie
gewünscht. Sie müssen es sich aber leider gerade am Anfang immer in Erinnerung rufen, damit Sie nicht wieder
in den Alltagstrott abrutschen! Aber noch etwas anderes
ist wichtig, wenn wir unseren Jagdschein behalten wollen:
Erst denken, dann schießen! Es wäre äußerst ungünstig,
wenn Sie auf jedes vorbeifahrende Auto schießen, nur weil
es sich schnell in Ihrem rechten Augenwinkel bewegt hat.
Wenn sich also etwas „rührt", dann schleichen Sie auf Ihren
Hochstand und schauen sich Ihr Revier genauer an. Ist es
wirklich die Kollegin mit ihrer kurzen Frage, die Sie wahn-
sinnig macht (was auch sein kann), oder sind Sie einfach
nur wegen einer anderen Sache „geladen"? Es ist also nicht

alles „zum Abschuss freigegeben"! Hier geht es wieder um das bewusste Wahrnehmen, um das bewusste Analysieren, um das bewusste Entscheiden und um das bewusste Agieren (nicht reagieren). Waren Sie bis eben „die Ruhe selbst" und in diesem Moment ist Ihr „Beute-Dämon" aufgetaucht? Hatten Sie sich bis eben nur unter Kontrolle und ein kleiner Auslöser hat Sie zur Explosion gebracht? Wenn der aktuelle Anlass eigentlich kein Beutetier ist, dann überlegen Sie sich, was war denn im Vorfeld, was ist das randvolle Fass und was ist nur der Tropfen, der es zum Überlaufen gebracht hat? Ein Beispiel: Die Belastung im Beruf nimmt immer mehr zu und viele Menschen erleiden berufsbedingte Erkrankungen. Auch wenn das jetzt nicht automatisch auf uns zutrifft, haben viele sicher auch oft mit der Arbeit zu kämpfen und nehmen das mit nach Hause. Dort angekommen „raschelt es im Busch", und wir eröffnen wild das Feuer. Wenn man gestresst nach Hause kommt, erscheint einem der Partner gern einmal als „kapitaler Hirsch". Aber machen Sie sich bewusst: Sie haben in diesem Moment noch gar keinen Streit mit Ihrem Partner, und eigentlich hat er Ihnen auch nur eine einfache Frage gestellt. Aber da Sie gerade „unter Strom stehen", war das der „Zündfunke". Dann hat sich Ihre Belastung aus der Arbeit auf Ihre Beziehung übertragen, und das ist eine mögliche Erklärung, warum Sie sich immer wieder streiten und die meisten Abende gelaufen sind, ohne dass es da eigentlich ein Problem gibt. Das ist sogar ein Beispiel, bei dem man nicht nur in einem Bereich („am Arbeitsplatz") nach dem eigentlichen Problem suchen muss, sondern wo man vom einen Bereich („Beziehung") auf den anderen Bereich („am Arbeitsplatz") schließen muss!

Der nächste Schritt ist, dass Sie sich einen Ruhepol schaffen. Ein Ruhepol ist das (künftig) routinierte Verhalten, das man von einem professionellen Jäger erwartet. Sie sollen nicht vollkommen nervös durch Ihr Revier laufen und sich vor jedem Rascheln erschrecken. Sonst scheucht die Beute Sie auf und nicht umgekehrt. Es geht also darum „die Ruhe zu bewahren", d. h. gelassen zu reagieren. Jetzt am Anfang dient es dazu, dass Sie ruhig und kontrolliert auf Ihren Hochstand schleichen können und so Herr der Lage werden. Später steht mehr im Vordergrund, dass man gar nicht „alles abknallen" muss. Dann hat man die einen Dämonen ausgerottet und die anderen interessieren uns gar nicht mehr – wir lassen sie einfach über die Wiese hüpfen und an uns vorbeiziehen. Wie reagieren wir also „professionell" (oder gelassen)? Es ging bis eben darum, die Zeichen (das Rascheln) zu erkennen und einzuschätzen. So wie ein Jäger lernen muss (üben muss), sich ganz langsam zu bewegen und nicht beim kleinsten Geräusch wild aufzuspringen, müssen wir das in Gedanken auch lernen. So wie ein Jäger sich sagt „Sssschh, nicht bewegen, langsam zum Hochstand gehen", können Sie das ebenso (im übertragenen Sinn) machen. Wenn Sie also in Ihrem vorher abgesteckten Revier eines der typischen Geräusche (typische Stressmacher) hören, ducken Sie sich in Gedanken, verhalten Sie sich ganz ruhig und gehen Sie konzentriert erst einmal auf Ihren Hochstand. Vielleicht können Sie mit diesem Beispiel nicht so viel anfangen. Formulieren wir es einmal „normal": Sie haben sich jetzt schon viele allgemeine, aber auch konkretere Gedanken gemacht. Mittlerweile sollten Sie immer mehr den Eindruck gewonnen haben, dass nicht alles schlecht ist und dass man das gut unterscheiden muss. Ihr Ruhepol

(Ihr Hochstand) ist also die Einsicht, dass Ihre ganze Situation eigentlich nicht komplett schlecht ist und dass Sie sie nur in bestimmten Bereichen noch „optimieren" können. Prägen Sie sich spätestens jetzt ein, dass „eigentlich das Meiste in Ordnung ist" und dass Sie alles andere gerade angehen! Suchen Sie sich dafür einen Satz, der das für Sie überzeugend ausdrückt, und sprechen Sie sich diesen in der nächsten Zeit regelmäßig vor, wann immer Sie daran denken (Training!), und natürlich auch dann, wenn es Ihnen gerade nicht schlecht geht! Sie können das noch etwas genauer für sich machen, wenn bei Ihnen der Grund übertriebener Perfektionismus, Pessimismus, „Dauer-Stress" oder „weiß Gott was" ist. Denken Sie daran, dass wir in unserer modernen Zeit meistens keine akut gefährlichen Situationen kennen und Sie immer Zeit haben, dass Ihnen nie sofort etwas passieren wird. Sie können sich immer eine kurze Auszeit nehmen, um dann in Ruhe und ganz bewusst zu überlegen, wie es weitergeht! Wenn etwas ist: Nicht bewegen (ruhig bleiben), Kopf runter (bewusst reagieren) und zum Hochstand schleichen (bewusst zurückziehen und die Situation von Weitem betrachten)!

Ihr Ruhepol ist also, zumindest einmal für den Anfang, „… was ist los, es kann doch gar nichts passieren …" oder so ähnlich. Was dabei hilft ist, dass wir schon im ersten Schritt Ruhezonen eingerichtet und auch unsere „Jagdreviere" besser unterteilt haben. Die Ruhezonen waren die Bereiche, in denen eigentlich „gar nicht gejagt" wird, also die Bereiche, die Sie eigentlich gar nicht in Unruhe versetzen. Diese haben wir uns schon einmal bewusst gemacht, und wir sollten weiter darüber nachdenken. Außerdem haben wir gelernt, dass uns andere Bereiche gar nicht „komplett verrückt" machen, sondern nur bestimmte Dinge. Wir können „den Strick" also künftig zuhause lassen, wenn es beispielsweise wieder auf die Arbeit geht: Wir haben ja herausgefunden, was uns dort belastet und was nicht. Das sind quasi „Mini-Ruhezonen" im Jagdrevier (also in Problembereichen). Damit können wir auch dort besser unterscheiden (differenzieren) und bewusster agieren. Wenn für einen Bürotag also gar keine unangenehmen Dinge geplant sind, können wir schon ganz entspannt hingehen und müssen nicht die schlechte „Reflex-Laune" ertragen. Wenn etwas Unangenehmes ansteht, dann können wir uns darauf vorbereiten und wissen vor allem genau, wann es unangenehm wird und wann noch alles in Ordnung ist. Ein genauerer Blick auf Ihr Leben bestärkt Sie also in dem Denken, dass Sie alles (wenn auch nur vorläufig) im Griff haben und Ihnen nicht der „Himmel auf den Kopf fallen" kann. Wenn Sie sich genauer überlegt haben, wo „was im Busch ist" und wo nicht, dann haben Sie plötzlich viele neue Ruhezonen und kein „Sch**ß-Leben". Das gibt Ihnen Sicherheit und das wiederum Gelassenheit. Sie müssen nur „dran bleiben" und sich das gerade am Anfang immer wieder bewusst machen.

Jetzt sind wir also schon routinierte Jäger, die eine „gute Jagdgelegenheit" erkennen und dann ganz ruhig und professionell reagieren. Beschäftigen wir uns nun einmal mit unserer Beute, mit unseren Dämonen. Unsere „Dämonen" vom Anfang des Abschnitts sind ja die Dinge, die uns immer wieder belasten. Genau genommen sind es „allgemeine Eigenschaften" von uns, die auf ganz viele konkrete Situationen Auswirkungen haben. In der Metapher vom Jagen ist es also die wirkliche Beute, auf die wir schießen wollen, und nicht die „vorbeifahrenden Autos". Aber es geht jetzt nicht um einzelne „Beutetiere", sondern um „Tierarten", die man jagen kann, und Tierarten, die man nicht jagen kann oder muss. Wir machen quasi noch ein bisschen „Jagd-Theorie": Rehe darf man abknallen, Hunde von Spaziergängern nicht. Was sind jetzt also Ihre Beutetierarten? Ich bleibe der Einfachheit halber jetzt wieder bei den Dämonen, also bei den „bösen Geistern", die Sie „plagen". Es geht also mehr um grundsätzliche Probleme, nicht um ganz konkrete. Sie bilden den Ausgangspunkt für notwendige Veränderungen. Ein erster Schritt ist zu wissen, was belastet und unglücklich macht. Der zweite Schritt ist, die „Dämonen" zu bekämpfen oder zu ignorieren (oder besser „aufzulösen"). Bei ersterem sieht man etwas, das man wirklich ändern möchte. Bei letzterem erkennt man, dass etwas eigentlich gar keine Bedeutung hat und es folglich auch kein Problem mehr ist. Es geht um die Suche nach dem Kernproblem: Hinweise sind das unbewusste Reagieren mit Unwohlsein, Angst, Stress, Unruhe oder Unzufriedenheit. Hier ist es wichtig, sich klar zu werden, was die Dämonen sind und für diese klare Entscheidungen zu treffen. Aber es geht nicht darum, ob man manchmal keine Lust hat, den Müll herunterzubringen oder aufzustehen und sich dafür „Tricks" auszudenken. Es geht darum, den Grund hinter dem konkreten „Problemchen" zu sehen und dabei auch zu bemerken, wo sich das noch auswirkt. Oder umgekehrt: Viele kleine „Problemchen" müssen dann als Symptome einer allgemeineren Ursache erkannt werden. Aber wenn man sich sicher ist, dass man ein fauler Mensch sein will, dann darf man ein fauler Mensch sein und einfach weniger machen als andere. Wenn man wieder einen seiner typischen Reflexe hat, dann muss die neue Ordnung klar sein und man muss quasi einen Merksatz für jeden Dämonen bereithalten. Man muss seine Welt neu ordnen, damit man zentrale Orientierungspunkte hat, die einem sagen, dass alles so in Ordnung ist (für sich selbst und nicht für andere!). Nur wenn man das klar weiß, findet man Ruhe. Normalerweise dümpelt man immer in einem Sud aus Vorgaben von anderen (auch indirekt, weil man es verinnerlicht hat) und spürt Widerstreben in sich. Dieser Konflikt ist aber vollkommen unbewusst, und man kann nicht klar entscheiden, ob die Vorgabe oder der Widerstand richtig ist. Also versucht man die Vorgabe einzuhalten und scheitert regelmäßig, wenn man den Widerstand nicht im Zaun halten kann. Je länger man dem Konflikt ausgesetzt ist, desto öfter scheitert man. Mit zunehmendem Versagen wird es immer schwerer diszipliniert zu sein, d. h. brav den Vorgaben zu folgen! Sobald klar ist, was einem widerstrebt, was man „tun muss", aber eigentlich nicht möchte, und man sich bewusst wird, dass es auch eigene Alternative gibt, ist der Weg frei für Veränderungen.

Natürlich gibt es auch Grenzen; vielleicht haben Sie wirklich genau den falschen Job! Das müssen Sie aber genau prüfen. Suchen Sie auch hier nicht den heiligen Gral! Kein Job ist perfekt, aber manche können durchaus zu schlecht sein – und wenn Sie genug Gründe haben, warum das so ist, dann sollten Sie sich auch befreien und einen neuen Weg suchen! Sie können das nicht? Wir haben so viele Zwänge, z. B. immer alles richtig zu machen. Und etwas zu ändern ist das Richtige, und Sie müssen das tun! Hier können Sie sich einmal vollkommen frei einem Zwang unterordnen: Sie müssen es ändern. Wichtig ist, dass Sie zunächst ja gar nichts wirklich ändern! Sie schmieden zuerst nur Pläne und machen Gedankenspiele. Hierbei dürfen Sie auch einmal die Brechstange auspacken: Machen Sie sich erst einmal radikal frei von allem, was Sie belastet und was nicht wirklich sein muss! Sein Sie trotzig, denken Sie einmal nur an sich. Später bauen wir alles wieder bewusst auf, aber jetzt ergeben Sie sich erst einmal – zur Übung – radikal dem Loslassen. Sie müssen gar nichts berücksichtigen. Denken Sie einfach daran, dass man nicht alles „über Nacht" ändern kann (und sollte). Im Gegenteil: Nehmen Sie sich ganz viel Zeit für Ihre Gedankenexperimente. Das löst Sie von Ihrem bisherigen, von Regeln eingeschränkten Denken. Machen Sie Ihren Job und vernachlässigen oder enttäuschen Sie niemanden, der Ihnen wichtig ist, und alles andere vergessen Sie einfach! Wenn Sie nicht gleich alles mit dem Vorschlaghammer „bearbeiten", sondern sich einfach nur „zum Spaß" Gedanken machen, dann ruinieren Sie nichts! Wenn Ihnen Ihr Wohnzimmer nicht gefällt, dann sprengen Sie doch nicht das ganze Haus in die Luft! Sie machen sich doch erst einmal Gedanken, was man ändern könnte, spinnen ein bisschen herum und machen sich einen Plan. Vielleicht fallen Ihnen ganz viele Dinge ein, auch für andere Zimmer, und dann prüfen Sie, was machbar ist beziehungsweise was vielleicht gar nicht so wichtig ist oder auch erst viel später sein darf. Machen Sie ruhig einen großen Plan; auf dem Papier ist alles erst einmal erlaubt. Später wird man sehen, was man wie und wann angehen will. In Abschn. 3.3 schauen wir uns erst einmal Ihren „Wohnstil" an.

Dann ist es jetzt wieder an der Zeit für unsere „geliebte" Landkarte: Manche wird es freuen, dass wir sie im Moment vergessen können. Wir sind immer noch dabei herauszufinden, was denn unser persönlicher Reisestil ist, und setzen uns damit auseinander, was da konkret dazu gehört. Immerhin sollten wir jetzt schon weniger Angst davor haben, die Reise selbst zu planen, anstelle einfach wieder „etwas Fertiges" zu buchen. Die Grundsätze unserer künftigen Reise-Planung gehen wir jetzt an.

3.3 Ziele und Lebensentwurf

Langsam wird es konkreter! Dennoch bleibt noch eine letzte Runde mit – immerhin konkreteren – Vorüberlegungen. Bisher ging es schier darum, was Sie alles nicht tun sollen … Jetzt drehen wir den Spieß um und beschäftigen uns damit, was man dann also machen soll. Dieser Abschnitt ist noch einmal zum Nachdenken gedacht. Danach geht es dann darum, die Ärmel hochzukrempeln – dort wird alles Wichtige (aus allen Kapiteln) in eine Werkzeugkiste gepackt, und wir können mit dem Herumschrauben beginnen. Vorher wollen wir uns noch mit der „Bauanleitung" beschäftigen.

Wir haben mittlerweile alles Mögliche darüber gehört, wie sich unsere „Welt" zusammensetzt bzw. genauer, wie wir sie für uns zusammensetzen! Inzwischen sollte das zu einem deutlich kritischeren und auch genaueren Blick auf die Dinge geführt haben. Damit können wir jetzt – bewusst und kritisch – einmal nach vorne schauen: Wir sollten uns neu verorten und dabei ein paar Dinge beherzigen (wovon Sie viele schon kennengelernt haben; wir beginnen also schon mit dem Wiederholen!). Dann sollten wir einmal eine neue Inventur machen und schauen, was uns in unserem „Sortiment" noch fehlt. Es geht darum, dass vieles, was wir anstreben, nicht für uns gedacht ist, sondern die Ge-

sellschaft oder wohl auch nur bestimmte Teile der Gesellschaft weiterbringt. Das dient auch der „Harmonie durch
Gleichheit", die wir ja sehr tief verinnerlicht haben, die uns
aber in monotone Laufbahnen bringt, zu denen scheinbar
kaum Alternativen existieren. Allerdings sind Ziele, wenn
Sie denn „passen", inspirierend und motivierend. Aber die
Ziele müssen die richtigen Ausmaße haben und dürfen
nicht aus den falschen Gründen zu hoch angesetzt sein –
gerade wenn nach Erreichen eines Zieles schon das nächste
in den Mittelpunkt rückt. Es geht also um ein ausgewoge-
nes Verhältnis aus maßgeschneiderten Zielen und um die
Erkenntnis, dass nicht alles anders sein muss. Trotz allem
richten wir unser Leben grob so ein, wie es für uns richtig
ist. Das Problem ist nur, dass das eventuell nicht als „richtig" gilt, und wir deswegen damit hadern. Viele Dinge sind
sicherlich schon gut, wir müssen das nur erkennen, und es
gibt sicherlich auch noch ein paar Schönheitskorrekturen.
Außerdem dürfen ruhig auch ein paar Makel da sein – alte
Möbel sind doch auch gerade „in". Und ein paar Herausforderungen können Spaß machen, allerdings sollten Sie
nicht gleich die Welt retten wollen.

Stellen wir uns also erst einmal neu auf: Wichtig dabei
ist, dass man vieles hinterfragen und aussortieren muss.
Ein guter Ansatzpunkt, um das zu klären, sind die sozialen
Konstruktionen. Wenn etwas Zweifel hervorruft, dann sollte man sich fragen, ob das wirklich so sein muss oder ob das
nicht einfach eine soziale Regel ist. Wenn es für uns „nur"
eine soziale Regel ist, dann sollte man prüfen, wie man sich
dieser Regel entledigen kann – und welche Konsequenzen
das hat und wie man damit umgeht. Ein Beispiel: Unordnung. Macht Sie die viele Arbeit mit dem Aufräumen und

Putzen unglücklich? Dann müssen Sie erst einmal das Konstrukt „Ordnung und Sauberkeit" für sich überdenken, das, was Sie gelernt haben, neu denken, die scheinbare Absolutheit loswerden. Und vor allem müssen Sie mit dem vorweggenommenen Urteil, „unordentlich" zu sein, leben und sich sogar mit realer Kritik auseinandersetzen. Aber wichtig ist, dass Sie das für sich bewusst durchdenken und endlich Ihren eigenen Level festlegen. Sie müssen ja nicht auf einmal ein Messi werden. Es geht immer um das richtige Maß. Wenn Sie das durchdacht haben, es Ihnen bewusst ist, Sie manches dann bewusst tun und manches bewusst einfach lassen, dann werden Sie damit zufriedener sein, weil Sie sich dafür entschieden haben. Sie wissen dann warum und haben kein schlechtes Gewissen mehr, wenn Sie mal keine Lust aufs Putzen haben. Sie denken dann überhaupt nur noch ans Putzen, wenn Sie es tun wollen, wenn der Punkt erreicht ist, den Sie bestimmt haben – weil es Ihrer bewussten Vorstellung, Ihrer persönlichen Entscheidung entspricht. Es geht also darum, dass man nicht komplett mit einer sozialen Regel brechen muss. Denken Sie an das Wohnzimmer-Beispiel: Wenn einem das Wohnzimmer nicht mehr gefällt, dann jagt man nicht das ganze Haus in die Luft und baut woanders alles neu! Man stellt einfach ein bisschen um, streicht eine Wand neu, kauft etwas Neues dazu. So sucht man auch im Leben nach den Zimmern, die verändert werden sollen, und darin nur nach den Sachen, die sich ändern müssen. Vieles davon sieht man dann auf einmal ganz neu. Plötzlich fehlen einfach nur da ein paar Bilder an der Wand, und dort reicht ein neuer Teppich. Auf diese Weise sollte man sich fragen, ob denn wirklich alles schlecht ist. Vielmehr geht es darum, in jedem Zimmer die

Lieblingsstücke wieder zu sehen (Achtsamkeit) oder ein bisschen was nachzukaufen (Verbesserungen) oder nur eine Wand zu streichen (Dinge ein bisschen besser regeln). Suchen Sie nicht den heiligen Gral – von dem weiß man gar nicht, ob er denn überhaupt existiert! Das war bisher genau der Fehler: Das Suchen einer wahrscheinlich gar nicht existenten Idealvorstellung! Das Glück liegt nicht in umwerfenden Zielen und deren Erfüllung! Schaffen Sie sich Ihren eigenen heiligen Gral: Der sieht so aus, wie Sie es wollen.

Man kann ruhig sagen, „Ich bin faul." Warum nicht? Warum immer dagegen ankämpfen? Faul ist doch nur eine deutsche „Druck-Floskel". Warum soll man denn das Treppenhaus putzen, obwohl es gar nicht schmutzig ist. Nur weil Kehrwoche ist? Sie müssen nur Lösungen finden, wenn es für Sie schädlich ist. Bei zu radikalen Änderungen passen Sie nicht mehr richtig in Ihre Umgebung und könnten existenzielle Probleme bekommen. Sie sollen ja kein Messi werden und Ihren Job verlieren! Ich denke, dass es um „Feintuning" geht und darum, dass viele Dinge auch plötzlich unwichtig sind. Sie brauchen keinen „angesehenen Beruf", wenn Sie merken, dass Ansehen für Sie nicht wichtig ist. Es geht darum, mit dem Schwarz-Weiß-Denken aufzuhören. Wissen Sie, was man unter Dialektik versteht? Einfach gesagt ist sie eine Sichtweise, nach der das Denken in den beiden Extremen zwar hilfreich ist, dass die „Wahrheit" aber irgendwo (!) in der Mitte, zwischen den Extremen, liegt. Das ist Ihre neue Freiheit! Sie müssen nicht irgendwo „ganz oder gar nicht" mitmachen. Es kommt darauf an, dass man nicht denkt, „Ich hasse das" und „Ich liebe das". Man kann eine Sache auch lieben und hassen! Sie lieben das eine daran und hassen das andere daran. Also ist es schon mal nicht so

schlimm! Konzentrieren Sie sich auf das Positive und akzeptieren Sie das Negative! Und Akzeptieren bedeutet: Lassen
Sie es einfach so, denken Sie nicht darüber nach, stellen Sie
es nicht infrage. Zusammen mit dem Blick auf die positiven
Teile löst sich das vermeintliche Problem wahrscheinlich
einfach auf. Natürlich muss man auch erst einmal lernen,
alles nicht mehr „so eng" zu sehen – das dürfte sich aber
lohnen, immerhin ist unser Perfektionismus ja auch kein
Naturgesetz, sondern eine soziale Konstruktion.

Für unseren neuen Lebensentwurf sollten wir also mit
ein paar alten Denkweisen aufräumen. Ich möchte hier
nochmal einige ganz konkret wiederholen und somit zusammenfassen. Das sind quasi die „Basics", die Grundlagen, mit denen man sich einmal beschäftigen sollte, bevor
man einen neuen Plan aufstellt.

Es geht darum zu wissen (oder herauszufinden), was
glücklich und zufrieden macht. Allerdings geht es darum,
dass man sein eigenes Konzept von Glück und Zufriedenheit entwickelt. Wenn man sich nicht mehr dafür interessiert, dass „alle" Reichtum und Ansehen als höchste Ziele
definieren, stellt sich die Frage was denn dann die Erfüllung
sein könnte. Wenn man nicht mehr „der Herde hinterherrennt", dann kommt man wahrscheinlich auf viel einfache-
re und kleinere Ziele. Wie hoch diese dann sind, ist Ihre
Sache.

Das Ganze darf auch gern einmal schwer sein, oder es
darf etwas schief gehen (kein Perfektionismus, keine Fehlerfreiheit). Wenn alles zu leicht ist, fehlt die Herausforderung. Größere Herausforderungen bringen auch größere
Erfolge. Wahrscheinlich wird uns auch schnell langweilig,
wenn immer alles „auf Anhieb" klappt: Phasen der Anspan-

nung und Entspannung und ihr Wechsel machen das Leben interessant. Und jeder hat seinen eigenen Bereich, in dem sich Anspannung und Entspannung bewegen.

Wenn alle diese Sachen relativ sind – relativ bezogen auf uns selbst –, dann kann man nicht mehr den vorgegebenen Meinungen folgen. Wichtig ist sich Gedanken zu machen und eigene Entscheidungen zu treffen. Wenn man für sich gute Gründe für eine Entscheidung gefunden hat, weil man es gut und unabhängig durchdacht hat, dann wird man auch selbstbewusster und selbstsicherer, weil man weiß, warum man etwas tut und etwas lässt.

Es geht darum, nicht immer alles infrage zu stellen: Es geht darum, die richtigen Sachen zu hinterfragen. Wenn etwas „gut" ist, man „es aber nicht machen soll" (warum auch immer), dann sollte man nicht infrage stellen, dass man es „gut" findet, sondern ob man das wirklich nicht tun soll oder es nur so eine gesellschaftliche Konvention ist. Allerdings ist damit nicht vollkommen rücksichtsloses Verhalten gemeint – es gibt einfach Grundwerte, an die man sich halten muss. Ihre Rechte enden dort, wo die Rechte anderer beginnen.

Wenn Sie etwas ändern wollen, dann gehen Sie es nicht „mit der Brechstange" an. Wir haben immer den Druck, dass alles – sofort – zu hundert Prozent und möglichst effizient erledigt werden muss. Wenn Ihr Chef dies von Ihnen verlangt, dann ist das einfach erst einmal so. Aber warum sollten Sie das von sich selbst verlangen? Ist es nicht schon beruhigend zu wissen, dass Sie sich damit beschäftigen? Ist es nicht angenehm, auch einmal etwas „in Ruhe" zu machen? Natürlich sollen Sie es nicht „schleifen lassen". Aber machen Sie sich kein 14-Tage-Komplett-Umbau-

Programm. Nehmen Sie sich den nächsten Schritt vor und bestimmen Sie auch, wann Sie sich damit beschäftigen.

Genauso gefährlich wie die „Brechstange" ist die Stoppuhr. Das ist genau das Problem mit der Effizienz und dem 14-Tage-Turbo-Programm. Wir sind es gewöhnt, dass alles immer gestern fertig werden muss (ja, sofort reicht da schon lange nicht mehr!). Aber das interessiert vor allem die Leute, die von Ihrer Arbeitskraft profitieren. Die Personalkosten halbieren sich einfach, wenn Sie das Doppelte in der gleichen Zeit schaffen. Und das wird nicht Ihr Leistungszuschlag, sondern der Profit von den Leuten weiter oben. Auch unter Freunden gibt es so einen Wettbewerb, wer mehr schafft (z. B. mehr „ganz tolle" Hobbys hat). Dieses Wettbewerbsdenken ist in uns drin, und da wir immer besser als andere sein wollen, müssen wir das „überall durchziehen". Aber warum sollten Sie sich selbst unnötig unter Druck setzen? Machen Sie einmal bewusst das Gegenteil! Natürlich „hat man ja heute kaum noch Zeit" … Und das stimmt auch irgendwie: Mit all dem, was wir „eigentlich" alles machen müssten, bleibt kaum noch viel Zeit zum Verschnaufen. Deswegen ist es wichtig, dass man sich bewusst wird, was man wirklich machen will, und sich dann gezielt dafür Zeiträume einteilt – dann haben Sie schon etwas, worauf Sie sich freuen können. Richten Sie sich Ihre Woche ganz genau ein und verteilen Sie an günstigen Stellen Dinge, die Sie wirklich machen wollen. Die Arbeit wird übrigens nie weniger (dafür wird schon gesorgt) – also versuchen Sie gar nicht „erst mal alles wegzuarbeiten". Denken Sie daran: „Zeit ist Geld", also es schon Luxus Zeit zu haben. Genießen Sie den Luxus, Zeit verstreichen zu lassen, ganz bewusst und räumen Sie sich dafür Platz ein: Am besten nehmen Sie sich für das nächste Wochenende erst einmal gar nichts vor (bzw. streichen alles) und lassen sich treiben – nur zur Übung …

Nehmen Sie sich in Acht vor Generalisierungen (Verallgemeinerungen): Genauso wenig wie „alles schlecht ist", muss jetzt „alles besser werden". Ebenso wenig muss „immer alles gut sein". Sehen Sie Ihr Leben differenziert, unterscheiden Sie genau: Was ist schon gut, was ist eigentlich egal, was ist wirklich schlecht, und was könnte man noch etwas verbessern. Auch bei Dingen, die Sie erst einmal oberflächlich „blöd" finden, gibt es wahrscheinlich gute und nicht so gute Anteile. Wenn Sie das unterscheiden können, haben Sie ein besseres Bild von dieser Sache. Natürlich ist dieses Analysieren anstrengender als die Pauschalurteile. Aber unsere Verallgemeinerungen sind wiederholte Erfahrungen, die uns glauben lassen, dass etwas immer so ist, egal wie unterschiedlich es in Wirklichkeit ist.

Wenn wir es schaffen, uns immer auf das zu konzentrieren, was uns stört, wenn wir immer das Negative suchen (selektive Wahrnehmung), dann können wir das einfach auch komplett umkehren. Das ist dieses „Positive thinking"-Ding. Allein bringt das nichts, und es ist auch ein bisschen schwieriger und muss trainiert werden. Es hilft auch nicht, wenn Sie sagen „… ich denke jetzt positiv" (weshalb das Konzept auch nicht so gut funktioniert hat, als es populär war). Das funktioniert erst, wenn Sie zu der Überzeugung gelangt sind, dass es nichts bringt, sich immer aufzuregen. Warum immer gleich die Probleme suchen (darin sind wir trainiert)? Warum nicht gerade, wenn uns etwas Unangenehmes bevorsteht, überlegen, was ist denn das Schöne daran (das muss man eben trainieren). Machen

Sie das einmal als Übung: Suchen Sie sich etwas in der nahen Zukunft, worauf Sie keine Lust haben. Was Ihnen daran nicht gefällt, ist sofort klar. Aber versuchen Sie einmal alles durchzugehen und aufzuschreiben, was daran schön ist oder schön sein könnte. Mit ein bisschen Nachdenken finden Sie sicher etwas! Und schon haben Sie etwas, worauf Sie sich konzentrieren können (und natürlich auch die negativen Sachen, die Sie sofort versuchen zu vergessen, wenn Sie daran denken). Außerdem haben Sie doch sicher ein bisschen Spielraum: Fügen Sie doch positive Sachen hinzu, damit es Ihnen besser gefällt.

Und passen Sie mit Bewertungen auf (auch besonders mit fremden Bewertungen). Die Bewertung „gut" oder „schlecht" ist eine Falle: Beides ist in unserer Gesellschaft schon von anderen definiert worden, und Sie halten sich bitteschön daran. Aber da muss man unterscheiden: Vieles ist richtig (Gesetze, Anstandsregeln, die Menschenrechte und auch die Zehn Gebote kann man so stehenlassen). Aber manches geht dann doch zu weit … Bloß weil viele meinen, dass Ansehen, Reichtum, Schönheit und Beliebtheit „gut" sind (und das Gegenteil folglich „schlecht"), muss das nicht für Sie gelten. Gerade wenn es darum geht, „wie gut" oder „wie schlecht" bzw. „besser" und „schlechter", lohnt es sich nachzudenken. Grundsätzlich ist Ihr Gegenüber immer „besser" als Sie. Aber oft ist das eine Behauptung, eine Lüge oder – und das ist wichtig – nur die Meinung Ihres Gegenübers und damit für Sie total „wurscht". Gerade in unserer maximierungsorientierten Zeit wird „viel mehr" gern mit „viel besser" gleichgesetzt. Da gibt es dann kein vernünftiges Maß, und endlose Steigerungen sind unvermeidbar. Das gilt auch für so ganz immaterielle Dinge wie die Freizeitgestaltung: Radfahren genügt nicht, Sie müssen Touren fahren, Sie müssen die weitesten Strecken am schnellsten schaffen, und Sie müssen am häufigsten solche Touren am besten mit der teuersten Ausstattung machen (da wird es dann schon wieder materiell, und viele betonen auch ihre ach so teure Ausstattung als das Maß aller Dinge). Sind es immer die großen Dinge, die glücklich machen? Ist denn „groß" gleich „besser"?

Die Falle „Perfektion": Sie müssen kein Perfektionist sein, um das Gefühl zu haben „das geht doch noch besser". In einer Gesellschaft, in der man immer die Fehler sucht, in der es immer noch woanders etwas Besseres gibt, in der „aus einer Mücke ein Elefant" gemacht wird oder in der „mit Kanonen auf Spatzen geschossen wird" können Sie nie zufrieden sein (wenn Sie mitspielen). Woher kommen denn diese Sprichwörter? Das Streben nach Perfektion mag ein Ansporn für manche sein. Aber meist ist es nur die zwanghafte und unerfüllbare Übersteigerung von „besser". Bei Perfektion gibt es keine Festlegung, wann etwas „gut" ist, wann „Schluss ist". Perfektion ist also ein unerreichbares Ziel, weil es kein Kriterium gibt, wann es erreichbar ist. Legen Sie also für sich selbst fest, wann etwas perfekt ist – nämlich für Sie perfekt.

Bevor wir uns an den Entwurf für unsere neuen Ziele und unser neues Leben machen, sollte klar werden, wie diese neuen Varianten aussehen. Natürlich ist dies wieder für jeden anders – ich kann das hier also nicht fix und fertig auflisten – aber ein paar Anregungen habe ich noch auf Lager. Wir haben alle unsere Ziele und Lebensentwürfe „von der Stange" und das auch noch „frei Haus" bekommen. Die ganzen Einflüsse während unseres Aufwachsens (Erziehung

und Sozialisation) und diejenigen, die aktuell auf uns einwirken, geben direkt oder indirekt die Richtung vor: Sie
sollten also reich, schön, sexy, berühmt, gebildet, mächtig
und keine Ahnung, was noch alles sein. Außerdem brauchen Sie den tollsten, wichtigsten und angesehensten Job
überhaupt. Sie brauchen ein Haus, ein dickes Auto, einen
Hund und eine Bilderbuch-Familie. Außerdem haben Sie
die tollsten Hobbys, machen die meisten Reisen und haben
sowieso einfach das tollste Leben (wer Ihnen das nicht ab-
kauft, ist sowieso ein Depp). Ist klar, oder? Diese Mythen
müssen wir jetzt einmal über Bord werfen! Das sind wieder
solche sozialen Konstruktionen (Erfindungen), die eigentlich nur dazu dienen, dass irgendjemand einen Wettbewerb
starten kann, damit er sich besser fühlt als Sie armes kleines
Würstchen. Und was ist jetzt die neue Marschrichtung? Sie
ahnen es: Das ist jetzt Ihr Job. Sie bestimmen das und Sie
entscheiden, dass das so ist und nicht anders! Wozu brauchen Sie denn mehr Geld auf dem Konto, als Sie ausgeben
können? Nur damit Sie es haben? Mit ins Grab nehmen
können Sie sowieso nichts. Natürlich gibt es ein starkes Bedürfnis nach Sicherheit, und da ist Geld heutzutage ausschlaggebend. Allerdings geht es dabei bestimmt nicht um
Millionen. Vielleicht haben Sie schon ein Eigenheim und
eine gute Absicherung Ihrer Rente. Reicht das denn nicht?
Gier ist eine Sucht, und das Verhalten von Süchtigen kann
man wohl nicht als Genuss bezeichnen … Das Gleiche gilt
natürlich auch für andere Dinge, die wir durchschauen
müssen. Berühmtheit: Haben Sie wirklich Lust, ständig be-
lästigt zu werden und nicht mehr normal auf die Straße zu
können? Schönheit: Wofür brauchen Sie denn die? Weil Sie
die Leute dann besser behandeln (ja, das ist leider so)? Wol-

len Sie denn wirklich mit Leuten Kontakt haben, die nur nach Ihrem Äußerem gehen? Konzentrieren Sie sich doch auf Leute, denen das egal ist (die sind meistens viel netter, und Sie brauchen ja auch nicht 150 Pseudofreunde, die nur mit Ihrem Aussehen „befreundet" sind).

Vergessen Sie nicht: Wir sind alle auf Konformität gebürstet (das ist, wie gesagt, in Grenzen auch sinnvoll). Aber dieser Herdentrieb ist kein Naturgesetz. Sie können sich da bewusst abwenden und „Ihr eigenes Ding" machen. Und wenn Sie sich einen neuen Entwurf zusammenbasteln, dann denken Sie an das „Dorf-Beispiel": Ziehen Sie nicht in ein Dorf, wenn Sie meinen, dass Sie das glücklich macht. Finden Sie ganz konkret heraus, was daran Ihnen so gefällt, und bauen Sie das dann in Ihr „Stadtleben" ein. Erst wenn man es schafft, mit dem Kopf das herzustellen, was man möchte, hat man eine Chance auf Zufriedenheit. Wenn man immer erst etwas haben muss, etwas erreichen muss, dann geht der Kreislauf immer weiter: Weil man nur immer wieder dem nächsten Götzen hinterherrennt und nie entdeckt, was glücklich macht. Wenn Sie genau herausfinden, was an einer ersehnten Sache wirklich gut ist, können Sie sich nur das erfüllen und den ganzen Ballast abwerfen. Außerdem erleiden Sie keine Enttäuschung, weil das „Dorf" nicht das hält, was es versprochen hat. Wenn Sie herausfinden, was das Wichtige daran ist, können Sie das bewusst machen, und dann sind Sie motivierter dafür, sind sich sicherer dabei und machen es nicht „so nebenher", sondern Sie können es bewusst genießen.

Nach den ganzen Ratschlägen, was man tun und was man nicht tun soll, wird es Zeit für eine erste „Inventur". Zunächst einmal sollten Sie sich überlegen, was Sie denn von den ganzen Sachen halten, die ich hier heruntergebetet habe. Ein großes Ziel ist ja, dass wir unserer Welt kritischer gegenüberstehen und mehr unsere eigenen Entscheidungen treffen. Tun Sie das und überlegen Sie sich, was von dem ganzen Zeug in Ihren Augen sinnvoll ist. Aber fallen Sie dabei nicht einfach (aus Bequemlichkeit) in alte Denkmuster zurück. Ihr gewohntes Denken lässt Sie das alles ganz einfach vom Tisch wischen, und damit sparen Sie eine Menge Arbeit. Aber so leicht dürfen Sie es sich nicht machen. Dieses ganze Buch ist eine Anregung zum Nachdenken (zum sich „die Dinge" bewusst Machen) – und das sollten Sie unbedingt mehr tun als bisher! Sie haben jetzt drei Möglichkeiten, um Klarheit zu gewinnen: Erstens sollten Sie erkennen, was gut ist (in welcher Hinsicht auch immer), und das genießen. Zweitens sollten Sie bei „Schlechtem" genauer hinsehen und überlegen, ob das wirklich so schlecht ist (oder was daran gut und was schlecht ist), d. h., Sie sollten alles nochmal „mit anderen Augen sehen". Und drittens dürfen Sie auch etwas finden, was wirklich nicht so gut ist: Manche Sachen sollten für Sie unwichtig werden und sich von selbst erledigen, manche Sachen können Sie künftig einfach so akzeptieren (irgendwas ist immer), und manches können Sie ganz bewusst ändern.

Für Ihren neuen „Master-Plan" konzentrieren wir uns auf Ihren „innersten Antrieb" – der Rest wird dann in Kap. 4 zum Thema. Was ist also Ihr innerster Antrieb? Ein sehr wichtiges Konzept – möglicherweise das wichtigste – ist die *Motivation*. Wie lässt sich Motivation unwissenschaftlich definieren? Ihre Motivation ist der Grund für alles, was Sie tun. Genauer gesagt, Ihre Motive: Sie sind das, was Sie wollen und die Begründungen dafür. Erstaunlicherweise ist uns das gar nicht so bewusst! Vielmehr haben wir das, was wir wollen, oft einfach über den „Herdentrieb" so übernommen, wie es an uns herangetragen wurde. Vieles ist aber auch ein einfacher Zwang: Warum gehen Sie arbeiten? Ein riesiger Grund (oder eben Zwang) ist, dass Sie Geld benötigen. Von staatlichen Unterstützungsleistungen abgesehen bleibt Ihnen keine andere Wahl als arbeiten zu gehen. Für vieles muss man sich überlegen, was eigentlich der Grund ist, warum man es tut. Dann erst kann man darüber nachdenken, ob das so richtig ist oder nicht. Es gibt zwei interessante psychologische Konzepte, die uns helfen ein besseres Bild von unserer Motivation zu bekommen und damit auch für unser davon abhängiges Verhalten: Das ist zum einen die Unterscheidung von *extrinsischer* und *intrinsischer Motivation* und zum anderen die Unterscheidung von *Motivatoren* und *Hygiene-Faktoren* (*Zwei-Faktoren-Theorie* nach Herzberg). Das schauen wir uns jetzt noch genauer an, um künftig bessere Ziele aufzustellen.

Als „extrinsische Motivation" versteht man Gründe etwas zu machen, die nichts mit der Sache selbst zu tun haben, sondern die daran gekoppelt sind. Das beste Beispiel ist hier das Arbeiten: Wenn Sie arbeiten gehen, weil Sie dafür Geld bekommen, dann ist nicht die Arbeit selbst der Grund dafür, sondern das Geld, das Sie dafür bekommen. Wenn Sie aber arbeiten gehen, weil Sie Ihren Beruf lieben (und am besten auch noch Abstriche beim Gehalt oder Ansehen machen), dann ist der Grund dafür die Tätigkeit (bzw. die Sache) selbst. Wenn Sie die Sache selbst motiviert, dann ist das eine „intrinsische Motivation". Ein anderes Beispiel: Wenn Sie Tennis spielen, weil Ihnen Tennis Spaß macht, sind Sie intrinsisch motiviert. Wenn Sie Tennis spielen, weil

Sie gefeiert werden, wenn Sie ein Spiel gewonnen haben, dann sind Sie extrinsisch motiviert. Noch eins: Wenn Sie reich werden wollen, dann ist das ein extrinsisches Motiv: Alles was Sie tun, um reich zu werden, tun Sie nicht, weil es Ihnen Spaß macht, sondern damit Sie möglichst viel Geld anhäufen. Warum ist das jetzt wichtig für einen neuen Lebensentwurf? Viele Dinge tun wir nur, weil wir einen anderen Vorteil davon haben. Allerdings sind die Dinge, die wir ohne andere Belohnung tun, genau die Sachen, die wir wirklich mögen und gern machen. Wir sollten uns also bei allem überlegen, warum es wir es tun. Wenn uns die Sache selbst wichtig ist, dann ist das etwas, was Sie wahrscheinlich aus Leidenschaft machen. Wenn Sie also feststellen, dass Sie Ihren Job nur des Geldes wegen machen, dann können Sie das viel besser beurteilen und sehen es klarer. Sie können dann überlegen, ob das so o.k. ist, ob Sie vielleicht glücklicher wären, wenn Ihnen der Job Spaß macht und Sie dafür weniger verdienen. Sie können sogar versuchen einen Job zu finden, der Ihnen Spaß macht und mit dem Sie genug (!) Geld verdienen. Das gilt auch für alles, was Sie sonst tun: Verschulden Sie sich für ein Auto, nur damit Sie besser dastehen? Wenn Ihnen das Auto egal ist, sollten Sie einmal überlegen, ob Ihnen Leute wichtig sind, die nur mit Ihrem Auto befreundet sind. Oder Ihre Hobbys, Ihre Klamotten, Ihr Garten: Sind die Sachen so, wie Sie Ihnen eigentlich gefallen, oder sind Sie so, wie es andere von Ihnen erwarten?

Eine zweite Sache sind „Motivatoren" und „Hygiene-Faktoren". Es gibt Dinge, die machen Sie richtig glücklich und zufrieden, wenn sie da sind (Motivatoren). Und es gibt Dinge, die machen Sie zwar nicht glücklich, aber wenn sie fehlen, dann geht es Ihnen schlecht (Hygiene-Faktoren).

Also einfach ausgedrückt: Es gibt viele Sachen, über die Sie sich gar keine Gedanken machen, wenn Sie sie haben – aber richtig gut drauf sind Sie dann nicht. Nur wenn etwas von diesen Sachen fehlt, dann stört es Sie (Hygiene-Faktoren). Umgekehrt gibt es Dinge, bei denen es Ihnen nicht schlecht geht, wenn Sie gerade fehlen, aber Sie sind dann nicht „super drauf". Ein Beispiel: Wenn Sie eine Wohnung haben, macht Sie das nicht überglücklich (meist denken wir gar nicht darüber nach) – wenn Sie Ihre Wohnung aber verlieren, dann haben Sie auf einmal ein riesiges Problem (Hygiene-Faktor). Und umgekehrt: Sie gehen beispielsweise gerne segeln. Das können Sie ja nicht ständig machen. Wenn Sie also segeln sind, geht es Ihnen richtig gut und Sie haben viel Spaß. Wenn Sie aber gerade nicht segeln können (also die meiste Zeit im Normalfall), dann sind Sie nicht am Boden zerstört, sondern es geht Ihnen trotzdem gut – sie sind nur nicht „überglücklich". Die Beispiele sind nicht ganz präzise, aber ich denke, der Gedanke war nachvollziehbar. Wofür brauchen wir das nun wieder? Die eine Botschaft ist, dass wir vieles erst wahrnehmen, wenn es uns fehlt (das hört man ja oft). Das heißt, mit etwas mehr Achtsamkeit und Bewusstheit würden wir mehr erkennen, was wir haben. Freuen Sie sich doch jetzt mal kurz, dass Sie eine Wohnung haben! Das sind also die kleinen Dinge, die wir haben und gar nicht zu schätzen wissen. Und die andere Botschaft ist, dass es Dinge gibt, die uns richtig antreiben und glücklich machen – unsere Leidenschaften. Diese sollten uns genauso bewusst sein, damit wir Sie ganz gezielt in unseren Lebensentwurf einbeziehen können.

Mit diesen beiden Konzepten können wir also leichter erkennen, warum wir etwas tun, was uns zufrieden macht, ohne dass wir es merken, und was uns so richtig glücklich macht. Nutzen Sie diese Unterscheidungen zum Nachdenken und um sich über das, was Sie tun, klarer zu werden und es damit bewusster zu tun. Oft sind wir unsicher, ob wir etwas tun sollen oder nicht. Mit diesen Überlegungen können Sie solche Sachen „auf den Prüfstand" stellen und sich dann in vollem Bewusstsein dafür oder dagegen entscheiden. Finden Sie heraus, was Sie wirklich anspornt und suchen Sie einen Weg dafür. Überdenken Sie z. B. Ihr Gehalt als Leitmotiv für Ihren Job (was leichter ist, wenn Sie sich jetzt schon vom Konsum verabschiedet haben).

Jetzt ist es Zeit, einmal eine Abrechnung zu machen! Nach all den Überlegungen und (hoffentlich) Gründen, alles ein bisschen lockerer zu sehen, sollte sich doch eigentlich ein neues Bild ergeben. Wahrscheinlich haben Sie das noch nicht klar vor Augen (darum geht es aber auch erst in Kap. 4). Aber dass unser möglicherweise sehr schlechtes Bild von unserem Leben gar nicht so stimmen muss, sollte angekommen sein. Machen Sie jetzt kurz einmal eine Bilanz: Gibt es denn so viel zu tun, muss so viel verbessert werden? Wenn das Buch für Sie nicht vollkommen nutzlos ist, dann sollten Sie jetzt sagen: „Das muss man differenziert sehen." Zumindest war das mein Ziel. Sie müssten jetzt viel genauer über Ihre Ziele nachdenken können, und das sollte einerseits einige neue Frage aufwerfen und andererseits die To-do-Liste deutlich reduziert haben. Mir ist es wichtig, dass Sie einen Blick auf das Leben werfen, wie es gerade ist, und es nochmal anders sehen. Auch wenn man sehr unzufrieden ist, dann muss das nicht daran liegen, dass man die falschen Entscheidungen getroffen hat – im Gegenteil! Wahrscheinlicher ist, dass Sie sich ganz oft richtig entschieden haben (für Sie selbst!), aber Ihre böse Umwelt Ihnen immer direkt und indirekt die rote Karte gezeigt hat. Das sollten Sie jetzt durchschauen können. Wenn Sie also jetzt anfangen, alles umzudrehen, dann sollten Sie sich auch fragen, welche Dinge auf Ihrer roten Liste stehen und welche eigentlich vollkommen in Ordnung sind. Wir gestalten unser Leben – zwar unbewusst –doch in vielen Punkten genauso, wie es gehört. Wenn das aber unzufrieden macht, dann kann es ganz oft daran liegen, dass wir es falsch interpretieren. Wir haben von ganz vielen Einflussnehmern und Vorgaben gehört – und die können einem die schönste Sache der Welt verhageln. Sei es, weil es nicht „in" ist oder weil es nicht „das Tollste" ist; und das heißt, weil andere der Meinung sind, dass sie „was Tolleres" haben! Wenn Ihre Wohnung immer nicht so ordentlich und sauber ist, wenn Sie keinen Besuch haben, dann bedeutet das, dass die übertriebenen Vorstellungen für Sie nicht gelten. Dann können Sie weiterhin aufräumen, wenn sich Besuch ankündigt, und sonst machen Sie sich einfach keine Gedanken mehr darüber. Einerseits halten andere meist auch nicht das ein, was für Sie angeblich Gesetz ist, und andererseits geht es ja nicht um eine vollkommen vermüllte Wohnung – da muss man die Verhältnismäßigkeit im Blick halten.

Räumen Sie also nicht schon wieder Ihre Wohnung auf, sondern misten Sie einmal Ihre „Soll" und „Muss" aus! Das können Sie sich nicht vorstellen? Ist ja klar: Das alles hatte bisher für Sie Gültigkeit und wurde nicht infrage gestellt – aber jetzt müssen Sie es hinterfragen! Sonst haben Sie keine Aussicht auf Erfolg. Sie werden sich dann einmal eine Zeitlang zurücklehnen, und das schlechte Gewissen schleicht sich heimlich, still und leise wieder ein. Und mit der Zeit fallen Sie dann wieder in alte Muster zurück. Und plötzlich denken Sie: „Wieder so ein Sch**ß-Buch, das nix bringt". Dann sollten Sie das Buch nochmal lesen! Der letzte Teil des Buches beschäftigt sich natürlich noch damit, wie man langfristig Veränderungen schafft. Allerdings müssen Sie sich jetzt schon bewusst machen, dass alte Regeln und Denkweisen weiterhin da sind und noch ihre Wirkung zeigen. Wenn Sie unbedingt regelmäßig Sport treiben wollen, dann dürfen Sie nicht denken: „Wann soll ich das denn machen, ich hab doch keine Zeit!". Keine Ausreden mehr. Eine Stunde pro Tag können Sie sicher frei machen. Wenn der Sport so wichtig ist, dann hat er Priorität. Suchen Sie keine Lücke, in der sich der Sport „einfach so" einfügen lässt. Klopfen Sie Ihren Tagesablauf einmal ab: Ist nicht nach der Arbeit oder am frühen Abend eine Stunde weniger fernsehen drin? Sie sind nach dem Arbeiten müde? Kann sein … Aber wenn Sport wichtig ist, dann verbinden Sie den Sport doch mit dem Heimweg, ziehen Sie es einfach durch, machen Sie das ganz bewusst zum „Runterkommen" und machen Sie es wirklich, nicht irgendwann, wenn irgendwas „besser ist". An neue Gewohnheiten muss man sich erst gewöhnen – umgewöhnen. Erst nach einer gewissen Zeit werden Veränderungen zu Gewohnheiten und nicht sofort.

Ihr neuer Lebensentwurf muss also ein paar Ansprüchen genügen. Schon wieder Forderungen? Nun … leider: ja. Natürlich lege ich Ihnen nur Empfehlungen vor. Allerdings halte ich diese für wichtig und finde es sehr gut, wenn Sie auch diese sehr kritisch betrachten! Es geht aber nur um das Eine: Wenn Sie bisher nicht das richtige Konzept gefunden haben, um wirklich was zu verbessern, dann liegt das daran, dass Sie einfache Rezepte ausprobiert haben. Darum geht es nicht. Sie müssen Ihre eigene Strategie entwickeln und auch Ihre bisherige Vorgehensweise durchdenken. Deswegen versuche ich immer direkte Vorgaben zu vermeiden und mehr „Prinzipien" darzustellen, die erst einmal nur Ihr Umdenken anregen sollen.

Was sollten Sie also bedenken, wenn Sie sich jetzt Gedanken über einen neuen Lebensentwurf machen? Denken Sie erst einmal daran, dass es um Ihren Lebensentwurf geht und dass Sie da nur auf sich hören müssen. Machen Sie sich bewusst, dass Sie alte Denkweisen über Bord werfen müssen und dass Ihnen alte Gewohnheiten so manches Bein stellen werden. Durchdenken Sie alles genauer, um bessere Lösungen zu finden. Wichtig ist, dass Ihnen vieles klarer wird und Sie sich in vielem bewusster werden. Denken Sie an die ganzen Einflüsse, die Ihr Denken und Wahrnehmen beeinflussen und lenken. Überlegen Sie sich, was für Sie wichtig ist, und ignorieren Sie, was Ihnen andere diktieren wollen – und denken Sie auch an die Grenzen für ein harmonisches Zusammenleben. Setzen Sie Ihre eigenen Maßstäbe und suchen Sie sich realistische Ziele. Denken Sie nicht in Extremen, sondern suchen Sie die Lösungen irgendwo dazwischen. Generalisieren Sie nicht, sondern schauen Sie sich alles genau an. Erkennen Sie alles bereits Gute und (be)achten Sie es bewusst. Woran erkennen Sie die Dinge, die Sie „eigentlich" gut finden? Wenn Sie sich alles in Erinnerung rufen, was Sie so machen, dann gibt es vieles, was Sie machen müssen (oder glauben machen zu müssen). Es gibt aber auch Dinge, die Sie „eigentlich" nicht machen sollten oder nicht so oft oder nicht so lange. Am interessantesten sind Dinge, bei denen Sie ein schlechtes

Gewissen haben, die Sie aber trotzdem machen! Höchstwahrscheinlich ist das etwas (für Sie!) sehr Gutes, aber irgendwelche Regeln verbieten es Ihnen. Natürlich geht es hier nicht um ungesetzliche oder unmoralische Dinge! Aber es könnte etwas sein, das Sie einfach nur genießen müssen, ohne sich darüber Gedanken zu machen. Außerdem müssten Ihnen Dinge einfallen, die Sie „eigentlich" gerne machen würden, die Sie aber aus irgendwelchen Gründen nicht machen können. Schauen Sie sich diese Gründe einmal genauer an! Nehmen Sie sich Zeit und denken Sie daran, dass Sie erst nach genauem Durchdenken zu Antworten kommen, mit denen Sie sich sicher sein können.

Bevor es jetzt richtig ans Eingemachte geht (Ihr neuer Lebensentwurf – konkret!), üben Sie sich in kleinen Veränderungen: Ein erster wichtiger Schritt ist eine neue Sichtweise, aber das Ausschlaggebende ist, dass Sie wirklich etwas verändern können. Eine neue Sichtweise sollte ich bisher zumindest angeregt haben – da brauchen Sie auch noch Übung. Aber um den wesentlichen Schritt vorzubereiten, ist es jetzt wichtig, ein bisschen im Kleinen zu üben und zu testen. Suchen Sie sich einfach irgendetwas Kleines aus, etwas das leichter zu ändern ist, das Ihnen aber wichtig ist, etwas das Sie jeden Tag oder jede Woche betrifft, und sammeln Sie Erfahrungen mit „dem Verändern". Und – quasi Ying und Yang – suchen Sie eine Sache, die Sie bisher gar nicht so als „gut" wahrgenommen haben, machen Sie sich diese Sache bewusst, optimieren Sie sie noch ein bisschen und genießen Sie sie dann – am besten etwas, was Sie jeden Tag betrifft (vielleicht können Sie aus dem Heimweg von der Arbeit oder sogar aus dem Hin- und Rückweg etwas Schönes machen?).

3.4 Die neue Welt

So … Das war nun schon eine richtige Ladung aller möglichen Weisheiten und Informationen. Wie wird da jetzt ein
Schuh draus? Nehmen wir wieder unsere bewährte Landkarte her: Jetzt machen wir Ihnen Ihr eigenes „Wunder-
land". Wir bauen Schritt für Schritt alles zusammen, was
bisher schon geklärt wurde. Das ist ein Super-7-Wochen-
Programm! Nein, natürlich nicht, wie lange alles dauert, ist
ganz allein Ihre Sache. Ich meine sogar, dass Sie am besten
immer „daran herumbasteln". Am Anfang wird vielleicht
richtig geackert, später aber müssen Sie nur hier mal nach
dem Rechten schauen oder da mal ein bisschen „stutzen".
Es kommt dabei darauf an, dass Sie weiterhin „am Ball bleiben" und nicht wieder in alte Gewohnheiten zurückfallen.
Aber keine Angst: Wie ein gut angelegter Garten ist das vor
allem nur am Anfang „viel Arbeit" und später nur noch
„Pflege". Wir nehmen, anstelle der Landkarte, auch gleich
einmal den „eigenen Garten" als Metapher. Einerseits ist
das viel kuscheliger – Sie sollen sich ja auch Ihre Oase in
dieser turbulenten Welt schaffen – andererseits ist das aber
auch ein gutes *mentales Modell*.

Mentales Modell? Wofür braucht man das? Sie haben
vielleicht einen Globus zuhause oder zumindest kennen Sie
einen. Ein Globus ist ein Modell unseres Planeten. Er ist
eine Abbildung, die das Original wiedergibt, aber natürlich nicht genau so, wie es in der Realität ist (gerade bei
einem Abbild unseres Planeten ist das ganz offensichtlich
ein Platzproblem). Modelle, z. B. auch das eines Autos,
geben das Original also in abgewandelter Form wieder.
Genau das Gleiche geht auch bei ganz abstrakten Dingen:

Unser ganzes Wissen über die Welt, in der wir leben, ist ein Modell – da es in unserem Kopf ist, nennt man es mental. Alles, was wir über unser Denken gelernt haben, über die Konstruktion unserer Weltanschauung, unsere daraus folgenden Erwartungen oder unser Wissen, was man darf, ist in unserem Kopf nochmal als „geistiges" Modell abgelegt. Damit können wir Überlegungen anstellen und vermuten, was in einer Situation passiert oder zu tun ist, ohne dass wir es erst vorher ausprobieren müssen. Als Sie Ihren Beruf erlernt haben, ist ein mentales Modell von allem entstanden, womit Sie in diesem Beruf zu tun haben. Kfz-Mechaniker haben z. B. ein sehr gutes Modell vom Funktionieren eines Autos – nur so können sie Fehler finden und reparieren.

Warum ist ein solches mentales Modell nun wichtig für einen neuen Lebensentwurf? Sie erleichtern sich damit das Einprägen und Erinnern Ihres neuen Planes. Es ist wichtig, dass Sie eine konkrete Vorstellung von Ihrem neuen Entwurf haben. Das geht umso leichter, wenn man bildlich arbeitet: Bildliche Informationen erleichtern uns das Merken und Erinnern, weil das Bild eine zusätzliche Information ist gegenüber einer einfachen Text-Liste. Eine solche Visualisierung macht also etwas Abstraktes zu einem Bild, das wir uns besser merken können. Versuchen Sie sich doch einmal diese Buchseite einzuprägen und dann daraus noch etwas, nur aus der Erinnerung an das Aussehen der Seite, zu erschließen. Textblöcke sind beliebig, man kann aus dem Aussehen der Zeilen und der Seite nicht ableiten, was darauf steht. Selbstverständlich gibt es kein natürliches Bild von Ihrem Lebensentwurf. Hierfür kann man eine Metapher (oder besser Analogie) benutzen: Ein Bild, das nichts mit Ihrem Lebensentwurf zu tun hat. Es weist ein

paar prinzipielle Übereinstimmungen auf und kann deswegen als „ähnliches" oder „verwandtes" Bild genutzt werden.
Sie werden gleich sehen, wie das geht. Wichtig ist, dass Sie
Ihren neuen Lebensentwurf immer parat haben: im Kopf –
und da hilft ein *mentales Modell*, eine *Metapher* und eine
bildliche Darstellung. Ein weiterer Vorteil ist, dass Sie dieses
Bild, wenn Sie es aufzeichnen, mitnehmen und anschauen
können. Platzieren Sie es oft in Ihrer Nähe, und es ruft Ihnen alles Wichtige immer in Erinnerung!

Ein weiterer, sehr wichtiger Grund ist, dass es mir ständig
darum geht, dass Sie sich etwas bewusst machen und dass
Ihnen Dinge klar werden sollen. Sie merken schon beim
Schreiben einer Nachricht (z. B. einer SMS oder E-Mail),
dass es schwerer ist, etwas klar aufzuschreiben, anstelle es
einfach am Telefon erzählen zu können. Noch schwerer –
aber damit noch klarer – wird es, wenn Sie daraus auch
noch ein reduziertes Bild machen müssen! Dann können
Sie nicht seitenweise irgendetwas schreiben und schreiben
und schreiben. Sie müssen es ganz klar auf das Zentrale reduzieren. Das alles erzähle ich, damit Sie sich Ihre Überlegungen unbedingt aufschreiben. Spontan wäre es doch
aber auch „ganz o.k." und sehr praktisch, wenn wir das
einfach „im Kopf" machen. Im Kopf können Sie es aber
ganz schwammig und unklar „herumjonglieren". Das passt
ja schon „grob". Aber genau dann haben Sie es nicht konkret und genau durchdacht und können es sich nicht gut
merken und in Erinnerung rufen. Das Aufmalen zwingt Sie
zu Konkretheit und Genauigkeit und macht Ihr Nachdenken präziser. Und das ist ja der wesentliche Unterschied zu
bisherigen Versuchen: etwas genau durchdenken, ganz kon-

kret, und etwas genau untersuchen und konkrete Schlüsse ziehen und festhalten!

Jetzt aber wieder zurück zu unserem Garten. Haben Sie schon einmal von „Zen"-Gärten gehört? Ein Zen-Garten ist nicht einfach eine bestimmte (asiatische) Form eines Gartens, sondern die Arbeit in diesem Garten hat eine Philosophie. Es geht dabei darum, dass die Form und das Anlegen, Pflegen und Umarbeiten zum Nachdenken anregen sollen (vereinfacht ausgedrückt). Ein Zen-Garten ist ein japanischer Garten, der von Zen-Mönchen zur Meditation benutzt wird. In diesem Buch ist der Zen-Garten eine Metapher für das eigene Leben. In seinem Zen-Garten stellt man sich sein Leben vor, legt sein Leben an, d. h. die eigene Vision vom Leben, wie es sein soll. Die meditativen Aspekte kommen insofern zum Tragen, als man sich auf sein Leben und die Sicht aufs Leben besinnt und die wesentlichen Elemente auswählt, anordnet und den Garten fortlaufend pflegt und anpasst. So etwas Ähnliches machen wir auch! Natürlich brauchen Sie jetzt kein Garten-Grundstück (das könnte man ja auch nicht immer dabei haben). Es geht nur darum, dass Sie bewusst in einem Garten arbeiten, um sich über Dinge klar zu werden. Sie können dabei kreativ werden und sich erst einmal von der harten Realität ablösen. Wie gesagt ist das auch eine Visualisierung, die es Ihnen erleichtern soll, einen neuen Lebensentwurf zu entwickeln.

Bevor es an die Details geht, will ich erst kurz erklären, was Sie brauchen und wie es funktionieren soll. Sie brauchen einfach ein Blatt Papier (am Anfang vielleicht besser ein großes DIN-A3-Blatt). Außerdem einen Bleistift und einen Radiergummi – am Anfang wird man noch viel „herumwerkeln". Eine Alternative ist, dass Sie sich ein großes

Blatt und viele kleine Klebezettel besorgen. Dann können Sie einfach etwas wegwerfen, hinzufügen oder verschieben und umordnen. Der grobe Ablauf ist dann folgender: Im ersten Schritt sammeln wir nach einer bestimmten Vorgehensweise diejenigen Dinge, die für Ihren Lebensentwurf wichtig sind. Im zweiten Schritt überarbeiten wir die Sammlung anhand einiger Dinge, die ich bereits erklärt habe, zu einem ersten Entwurf. Diese Überarbeitung wiederholen Sie dann immer wieder – sei es beim Nachdenken oder wenn Sie Erfahrungen mit Veränderungen gemacht haben. Es ist auch ratsam, gleich zu Beginn schon sehr klein zu schreiben bzw. recht kleine Zettel zu verwenden: Später brauchen Sie etwas Platz auf dem Papier und bei zu großen Zetteln reicht auch ein großes Blatt schnell nicht mehr aus.

Wie soll der Garten nun aussehen? Natürlich ist das nicht vorgegeben. Das genaue Aussehen bestimmen Sie ja selbst! Sie bekommen aber ein paar einfache Gestaltungselemente an die Hand. Der Garten besteht aus drei Elementen:

1. Die Bereiche: Woraus besteht mein Leben, und wie wichtig sind diese Dinge, d. h., wie groß sollen die Bereiche sein?
2. Die Bepflanzung: In jedem Bereich sind konkrete Dinge wichtig: Was ist das genau?
3. Die „nervigen Nachbarn": Um Ihren Garten herum sind die (symbolischen) Nachbarn, die an Ihrem Garten herummeckern, d. h. die „Stimmen", die Ihren eigentlich schönen Garten mies machen wollen und Ihnen vorschreiben, was Sie angeblich zu tun haben.

Jetzt merken Sie wahrscheinlich schon, dass das gar nicht so einfach aufzuschreiben ist. Deswegen ist es wichtig, dass Sie Ihre ersten Entwürfe leicht korrigieren können. Zunächst geht es aber erst einmal noch etwas genauer darum, wie man seinen Garten gestalten kann. Da es Ihr persönlicher Entwurf ist, darf er genau so aussehen, wie Sie das möchten. Für den Anfang gebe ich aber noch ein paar Tipps, wie man anfangen kann. Sie sollten dann regelmäßig an Ihrem Entwurf arbeiten und ihn immer wieder überarbeiten. Der Trick dabei ist, dass dies eine Technik ist, mit der Sie Ihre Vorstellung immer konkret vor Augen haben und auch immer daran denken, Ihre Welt zu verbessern.

Wie sieht also der erste Schritt aus? Eigentlich ist ja keine bestimmte Form vorgegeben, aber für den Anfang ist es sicherlich sinnvoll, eine erste Sammlung anzulegen und sich dabei gleich einmal über die Prioritäten Gedanken zu machen. Fangen Sie also einfach damit an alles aufzuschreiben, was in Ihrem Leben wichtig ist. Und zwar das, was Ihnen persönlich als wichtig erscheint. Unterscheiden Sie dabei erst einmal nicht, ob es für Sie gut oder schlecht bzw. freiwillig oder unfreiwillig ist: Für die meisten ist der Beruf zwangsläufig zentral, denn er bestimmt einen großen Teil unseres Tages. Je nachdem, ob Sie Ihren Beruf lieben oder nicht, ist das etwas Positives oder eben nicht. Das ist vorerst egal. Natürlich wäre es schön, wenn Ihnen schon viele Sachen einfallen, die Sie sehr schön finden und Ihnen deswegen wichtig sind. Das kann alles Mögliche sein: ihre morgendliche Jogging-Runde oder die Mitgliedschaft in einem Verein, Ihr echter Garten, irgendein Hobby oder ein schöner Ort, an dem Sie gerne sind. Vielleicht fällt Ihnen dabei spontan nicht so viel ein. Aber denken Sie daran, dass es genau darum geht, sich erst einmal alles bewusst zu machen. Ihre Sammlung ist also nicht nach einer halben Stunde fertig. In der nächsten Zeit sollten Sie aufmerksam sein und immer wieder den ersten Entwurf ergänzen, wenn Ihnen wieder etwas eingefallen ist (das ist quasi eine einfache Form des *Achtsamkeitstrainings*, auf das ich später noch komme). In diesem Schritt geht es also darum, was alles momentan Ihr Leben bestimmt: Gutes, „Neutrales" oder Schlechtes; alles, was Ihr momentanes Leben hauptsächlich ausmacht! Denken Sie dabei nicht zu viel nach und schreiben Sie erst einmal alles auf! Sortieren, ausmisten und ergänzen können Sie später noch. Es geht also um ein *Brainstorming*, das Ihnen einen ersten Überblick verschaffen soll.

Wenn Sie dann eine erste Sammlung von wichtigen Dingen haben, dann können Sie diese einmal gegeneinander abwägen: Was ist wichtiger, was ist unwichtiger. Setzen Sie Prioritäten, und zwar nicht wie Sie angeblich sein sollen, sondern wie sie für Sie sind! Nehmen wir wieder das Beispiel „Beruf": Machen Sie Ihren Job nur wegen des Geldes, ist für Sie das Prestige wichtig, macht Sie Ihr Job überhaupt zufrieden? Wenn Ihnen Ihr Beruf selbst gut gefällt, dann ist er eher wichtig für Sie, und wenn es nur um das geht, was Sie dafür bekommen, dann ist er (Ihr jetziger Job) weniger wichtig. Normalerweise dürften Ihnen ein paar wenige Sachen wichtig sein und einige andere etwas weniger (obwohl das keine Vorschrift ist!). Schieben Sie die wichtigen Sachen in die Mitte und die weniger wichtigen Sachen an den Rand. Machen Sie es sich dabei aber erst einmal nicht zu schwer: Stellen Sie sich einen Kreis in der Mitte vor, in den alle wichtigen Sachen kommen. Um diesen Kreis in der Mitte können Sie dann alles außen herum schreiben, was weniger wichtig (sekundär) ist. Somit haben Sie schon eine erste Ordnung in Ihr Leben gebracht! Auf diese Weise sind Sie gezwungen, sich das klar zu machen, was Ihr Leben bestimmt und das auch eindeutig zu benennen. Außerdem fangen Sie an, die Dinge bewusst gegeneinander abzuwägen, Prioritäten zu setzen. Versuchen Sie dabei nicht, es wieder so zu setzen, wie es andere, „die Gesellschaft" oder die Vernunft es Ihnen vorschreiben. Spinnen Sie einfach mal herum und machen Sie das ganz trotzig genauso, wie es Ihnen am liebsten ist. Wir neigen immer aus Pflichtbewusstsein dazu, dass alles andere wichtiger ist, als das, was uns wichtig ist. Es braucht Mut, das zu machen, was man machen möchte! Aber im Moment brauchen Sie gar keinen Mut: Sie können das einfach ganz frei so aufmalen, wie es Ihnen gefällt – keiner wird es kommentieren, und Sie müssen auch zunächst keine Konsequenzen fürchten. An die Umsetzung geht es später, wenn Sie sich viel sicherer geworden sind.

Und jetzt brauchen Sie schon etwas mehr Platz: Sie haben nun so etwas wie einen Pfirsich. In der Mitte (im inneren Kreis) stehen die wichtigen Dinge und außen herum, quasi in der Schale um den Kern, stehen die unwichtigeren Dinge. Alle diese Dinge sind die bedeutsamen „Bereiche" Ihres Lebens. Um sich weiter klar zu werden, welchen Raum all diese Sachen einnehmen sollen, stellt sich die Frage, wie groß jeder Lebensbereich sein soll: Schieben Sie die einzelnen Sachen auseinander und malen Sie einen Kreis um die einzelnen Wörter. Dabei ist die Größe dieses Kreises (es kann auch ein Oval sein) wichtig! Dingen, denen Sie weniger Zeit und Aufmerksamkeit widmen wollen, geben Sie wenig Platz auf Ihrem Papier und zeichnen einen klei-

nen Kreis darum. Ihnen wichtigen Dingen geben Sie viel
Raum und zeichnen einen größeren Kreis. Die Anordnung
ist dabei vollkommen egal, daran können Sie sich später
machen! Nachdem wir ja schon einen Kern (wichtig) und
eine Schale (unwichtiger) haben, bekommen die Dinge in
der Schale wahrscheinlich kleinere Kreise als die Dinge im
Kern. Allerdings geht es jetzt darum, sich noch genauer zu
überlegen, wie wichtig alles im Verhältnis zueinander steht.
Der Tag hat nur 24 Stunden, und schlafen wollen Sie ja
auch noch. Allerdings geht es ja nicht um einen Tagesplan!
Sie vergeben die Größe der Kreise einfach ganz intuitiv danach, wofür Sie mehr und wofür Sie weniger Zeit reservieren möchten. Pläne können Sie später dann machen, wenn
es an die Umsetzung geht! Aber was soll denn dieser Schritt
bitteschön bringen? Das Problem ist, dass wir uns oft
nicht im Klaren darüber sind, was uns eigentlich wichtig
ist. Aber wenn wir ein paar Sachen wissen, die uns wichtig
sind, dann stehen sie zumeist ganz unten auf der Liste der
Dinge, die wir machen sollten. Es fällt uns im Alltag sehr
schwer, uns Zeit für die „eigentlich wichtigen" Dinge zu
nehmen. Deswegen müssen Sie sich sehr genau überlegen,
wofür Sie Ihre Zeit eigentlich wirklich verwenden wollen.
Mit der ersten Überlegung, was weniger wichtig ist, haben
Sie sich schon einmal ein bisschen den Kopf von den unwichtigeren Dingen freigemacht. Sie wissen jetzt, dass Sie
gar nicht so viel Zeit darauf verwenden sollten. Aber unsere
begrenzte Zeit führt dazu, dass die wichtigen Dinge immer
miteinander konkurrieren! Deswegen müssen Sie das sehr
klar abwägen. Und dabei ist es auch wichtig, sich Zeit zu
nehmen (von etwas anderem wegzunehmen!). Sie können
jetzt ohne Gefahr festlegen, wofür Sie Ihre Zeit verwenden

wollen. Wenn Ihnen das nicht sehr klar ist, dann werden Sie daran scheitern, Ihren Alltag wirklich nach Ihren Wünschen umzukrempeln. Das Bild, das entsteht, ist Ihr Leitfaden; Sie brauchen dann nur noch die Disziplin, Ihre Pläne auch umzusetzen! Die größte Gefahr ist, dass wir uns am Ende unseres Lebens vorwerfen müssen, uns nicht genug Zeit für die wirklich wichtigen Sachen genommen zu haben. Aber gehen Sie es einmal locker an: Im Moment geht es um einen ersten Entwurf, der getestet und optimiert werden muss!

Jetzt haben Sie wahrscheinlich schon ein ganz ordentliches Bild vor sich liegen! Am Anfang darf da auch gern etwas weniger drauf sein: Wie gesagt sollen Sie ja in der nächsten Zeit mit offenen Augen durch Ihren Alltag gehen und darauf achten, was Ihnen alles wichtig ist (Achtsamkeit!). In einem früheren Abschnitt ging es aber auch darum, dass wir uns die Dinge etwas genauer anschauen sollten, um herauszufinden, was genau wichtig ist und was nicht. Sie vermeiden so die Illusion, aufs Land ziehen zu müssen, weil Sie in der Stadt unzufrieden sind. Erinnern Sie sich noch an das Beispiel mit dem Dorf? Es ging darum, dass Sie nicht umziehen müssen, sondern sich besser klar machen sollten, was denn am Dorfleben so schön sein soll. Dann können Sie sich das nämlich einfach in der Stadt suchen und einrichten und müssen nicht die möglichen Nachteile des Dorflebens und eines Umzugs in Kauf nehmen! Deswegen sollten Sie jetzt in Ihre Kreise für die einzelnen Lebensbereiche schreiben, was genau das Wichtige daran ist! Die Bereiche Ihres Lebens haben wir bereits eingezeichnet. Das sind die Bereiche Ihres Gartens. In diesem Schritt geht es um die Bepflanzung dieser Bereiche:

Bildlich gesprochen heißt das, was den jeweiligen Bereich des Gartens schön macht. Vielleicht sind Sie gerne in einem Sportverein. Was gefällt Ihnen daran? Gefällt Ihnen die Gemeinschaft um das Training herum, und hassen Sie vielleicht die Wettkämpfe, zu denen Sie gehen müssen? Dann sagen Sie das, konzentrieren Sie sich auf das gemeinsame Trainieren, versuchen Sie nicht immer Bestleistungen aufzustellen und engagieren Sie sich mehr für Feste und andere Gemeinschaftsaktivitäten. Vielleicht verreisen Sie gerne, haben aber viel zu wenig Geld und Zeit dafür. Was ist das Schöne am Reisen? Interessieren Sie andere Länder und die Menschen, die dort leben? Oder lieben Sie es einfach, es sich gemütlich zu machen und sich gehen zu lassen? Im ersten Fall kann natürlich nichts die wirklichen Erlebnisse einer echten Reise ersetzen. Aber zwischen Ihren Reisen können Sie auch „im Kopf" verreisen: Schauen Sie sich Dokumentationen an und lesen Sie Bücher über Länder, die Sie interessieren. Haben Sie schon einmal gehört, dass Lesen eine Art Realitätsflucht ist? Wir tauchen also beim Lesen (oder Fernsehen) in die Welt des Buches oder der Sendung ab und vergessen unseren Alltag. Wenn Sie schon nicht verreisen können, dann versetzen Sie sich doch ganz gezielt zumindest im Kopf in ein anderes Land. Auch wenn es nicht das Gleiche ist, werden Sie dabei auch eine gewisse Befriedigung erleben, die Sie ganz bewusst nutzen können, um Ihren Alltag aufzulockern. Und so müssen Sie nicht immer monatelang auf Ihre nächste Reise warten. Im zweiten Fall, dem „sich gehen lassen", ist das noch viel einfacher: Räumen Sie sich einfach Zeit dafür ein, schlafen Sie am Wochenende aus, nehmen Sie sich nichts vor, machen Sie die gleichen Sachen wie im Urlaub und suchen Sie sich Orte, die Ihnen im Urlaub auch gefallen. Sie können so immer ganz viele „Mini-Urlaube" machen und sich auf das Wochenende oder sogar auf die Mittagspause freuen: Nehmen Sie sich Ihre Stunde Mittagspause und machen Sie etwas „wie im Urlaub". Oder nutzen Sie den Feierabend! Gehen Sie nach der Arbeit nicht einfach nach Hause, und warten auf den nächsten Arbeitstag. Planen Sie eine Aktivität, um den Tag noch aufzuwerten. Das alles können Sie aber nur machen, wenn Sie ganz genau wissen, was genau das Schöne an den wichtigen Dingen ist. Und das geht sogar bei weniger erfreulichen Sachen! Was gefällt Ihnen denn an Ihrem Job? Finden Sie das heraus, und dann können Sie sich jeden Tag genau darauf freuen. Das geht nur, wenn Ihnen klar ist, was Sie eigentlich an Ihrem Job mögen! Die Dinge, die Ihnen nicht so gefallen, können Sie dann einfach so schnell wie möglich abhaken. Wir neigen immer dazu, alles pauschal zu beurteilen (Generalisierungen). Analysieren Sie Ihren Job, damit Sie sich auf die schönen Seiten Ihres Jobs konzentrieren können, und akzeptieren Sie die anderen Sachen einfach (wenn die negativen Seiten überwiegen, müssen Sie aber Ihren Job in Frage stellen!).

Wir haben jetzt also schon einen schönen Garten mit verschiedenen, unterschiedlich großen Bereichen und den ganzen schönen Details. In der Mitte des Gartens sind quasi „die Highlights" (der wunderschöne Pavillon oder Teich) und außen herum ein paar nicht so schöne oder einfach nur nützliche Bereiche (ein paar ungepflegte Büsche oder das Gemüsebeet). Um diesen Garten ist nun eine hohe Mauer oder eine niedrige Hecke: Die hohe, feste Mauer symbolisiert einen starken Schutz Ihres Gartens gegen „Eindringlinge". Eine niedrige Hecke steht eher dafür, dass jeder durch Ihren Garten trampeln darf oder plötzlich auftaucht und Ihnen sagt, wie Sie was zu tun haben. Mit der Zeit sollte sich die Hecke immer mehr in die Mauer verwandeln. Je sicherer Sie sich mit Ihrem Garten sind, desto weniger hat da jemand anders sich einzumischen! Das heißt aber nicht, dass niemand in Ihren Garten kommen darf, dass Sie sich komplett abschotten. Auch in der Mauer gibt es einen kleinen Durchgang, wenn Sie gern einmal für sich sind, oder ein großes, offenes Tor, wenn Sie lieber jederzeit Kontakt zu anderen haben. Der Unterschied ist aber, dass man diese Durchgänge nur mit Ihrer Einladung durchschreiten darf und nicht plötzlich im Garten auftaucht! Die Mauer zeigt an: Das ist Ihr Bereich, Sie bestimmen, und niemand hat Ihnen zu sagen, wie es in Ihrem Garten aussieht. Das ist das Bild, das Sie sich in Erinnerung rufen können, wenn mal wieder jemand besser weiß, wie Sie Ihr Leben zu leben haben.

Diese Mauer können Sie einfach einmal durch einen Kreis um den ganzen Garten aufmalen. Wichtig ist jetzt aber, was an diesem Kreis lauert, was also über die Mauer schaut und Ihnen Kommentare zuruft! Vielleicht haben Sie ja im echten Leben einen solchen Nachbarn: Die Büsche sind nicht richtig geschnitten, der Rasen muss gemäht werden, die Wege sind nicht sauber angelegt und so weiter … Aber wenn Ihnen eine schöne Blumenwiese gefällt und Sie ganz natürliche Büsche mögen? Was, wenn Sie keine akkuraten Wege wollen, sondern ein kleines Naturparadies? Dann ist das einfach so. Punkt. Was man jetzt bei einem echten Garten noch recht leicht entscheiden und dann auch durchhalten kann (auch wenn der Nachbar nervt), ist mit dem eigenen Lebensentwurf nicht so einfach. Da gibt es ganz viele Quellen, die Ihnen Ihr kleines Paradies schlechtreden! Zum Beispiel Ihre Eltern und Familie, Ihre Freunde, wirklich die Nachbarn, Ihre Kollegen oder Bekannte aus dem Verein. Aber es müssen nicht nur echte Personen sein: Ihre Erziehung (was Ihnen als Kind beigebracht wurde), die Gesellschaft (was man tun darf und was nicht) oder die Werbung (kaufen Sie doch bitte viel und teuer). Unser Denken ist von diesen ganzen Einflüssen geprägt, und wir konstruieren unsere Welt nicht nur aus dem, was unmittelbar ist, sondern wir erweitern sie um das, was wir gelernt haben und was uns erzählt wird. In diesem Schritt geht es also nicht mehr um das, „was" wichtig ist, sondern darum, „warum" es wichtig ist. In den anderen Abschnitten habe ich diese ganzen Einflüsse bereits geschildert. Jetzt sollten Sie symbolisch die „meckernden Nachbarn" um Ihren Garten herum erfassen. Im Garten befinden sich die mehr oder weniger wichtigen Dinge. Aber warum sind diese Dinge wichtig? Warum haben Sie sie aufgeschrieben? Sind das ganz allein Dinge, die Sie von sich aus wichtig finden, oder hat Ihnen jemand „geflüstert", was wichtig ist? Das ist schon etwas schwieriger herauszufinden! Im Prinzip ist es ganz einfach: Finden Sie das, was Sie aufgezeichnet haben, wirklich wichtig, oder erfüllen Sie damit nur die Erwartungen anderer? Wünschen sich Ihre Eltern, dass Sie einen soliden, sicheren Beruf haben (ja, das beeinflusst uns Erwachsene auch noch)? Oder müssen Sie bei Ihren Freunden oder Nachbarn materiell mithalten können? Gehen Sie in den Tennis-Club, weil „alle anderen" auch im Tennis-Club sind; weil man „dazu gehören muss"? Machen Sie Ihren Job, weil Sie sicher irgendwann befördert werden und dann endlich mehr verdienen und dann auch glücklicher sind? Putzen Sie das Treppenhaus, weil es schmutzig ist oder weil Kehrwoche ist? Tragen Sie Marken-Klamotten, weil dann alle denken, dass Sie viel Geld haben? Sie können sich jetzt also jeden Ihrer Bereiche des Gartens und die konkrete Bepflanzung anschauen und überlegen, warum Ihnen dieser Bereich wichtig ist. Das Ziel ist, dass Sie vielleicht ein paar Sachen finden, die Ihnen selbst eigentlich gar nicht wichtig sind. An erster Stelle steht aber, dass Sie sich bei allem klar sind, warum es wichtig ist. Im Idealfall müssen Sie gar nichts streichen, weil alles für Sie persönlich wichtig ist. Aber dann wissen Sie das genau und können sich darauf verlassen! Wenn Sie solche Einflüsse bemerken, dann malen Sie den „meckernden Nachbarn" an den Rand und ziehen Sie eine Linie zu dem Bereich, den der „meckernde Nachbar" beeinflusst oder sogar bestimmt.

Sie haben jetzt also einen Garten (einen Lebensentwurf) mit den Highlights in der Mitte, den nicht so wichtigen Sachen außen herum, die Bedeutung dieser Bereiche für Ihr Leben, die konkreten Dinge, die Ihnen wichtig sind, und die „bösen Stimmen", die Sie immer verunsichern, auf einem Blatt Papier. Das ist ein gewaltiger Fortschritt. Schon für den ersten Entwurf haben Sie sich so viele Gedanken gemacht, dass Ihnen einiges viel bewusster ist. Zumindest aber haben Sie viele Fragen aufgeworfen, die Sie noch für sich klären möchten! Sie können Ihren Garten (Ihren Lebensentwurf) jetzt einfach so weiterpflegen, wie Sie den ersten Entwurf erstellt haben. Gehen Sie die Schritte immer mal wieder durch und vor allem: Schauen Sie regelmäßig Ihr Bild an und erinnern Sie sich an Ihren neuen Lebensentwurf! Fangen Sie schon damit an, Ihr Leben danach auszurichten, und sammeln Sie Erfahrungen! Dann können Sie alles noch Schritt für Schritt verbessern.

Wenn Sie eine Weile über Ihren neuen Entwurf nachgedacht haben, dann haben Sie vielleicht das Gefühl, nicht mehr weiterzukommen oder, aufgrund der alten Gewohnheiten, nichts verändern zu können. Deswegen will ich Ihnen jetzt ein paar Anregungen geben, wie Sie Ihren Garten verändern können. Dabei beziehen sich diese Hinweise auf die wichtigsten Informationen aus den vorausgegangenen Abschnitten.

Der erste Schritt ist oberflächlich ganz leicht: Leben Sie einfach. Dieser Gedanke ist sehr ausführlich in Kap. 4 beschrieben. Was bedeutet „einfach leben"? Es bedeutet, dass Sie sich von allem Ballast befreien, den Sie angeblich „mitschleppen" müssen. Das ist das große Haus, das teure Auto, die vielen Möbel, die beeindruckenden Hobbys, der wichtige Job, die „High Society", die vielen „Ich sollte …". Sie merken, dass es um viele materielle Dinge geht, aber auch um Dinge, die wir glauben tun zu müssen. Das ist für jeden natürlich etwas anderes, und deswegen sollten Sie sich anschauen, was in Ihrem Garten wirklich wichtig ist und was Sie einfach hinauswerfen können, um sich das Leben einfacher zu machen. Schauen Sie sich erst einmal die Dinge an, die Sie als weniger wichtig aufgemalt haben. Hier haben Sie ja schon festgestellt, dass sie zweitrangig sind. Vielleicht können Sie aber auch bei ein paar Sachen in der Mitte nochmal überlegen, ob sie wirklich wichtig sind oder nicht doch eher zweitrangig. Ein guter Hinweis sind auch die Bereiche, bei denen Ihnen wenig Konkretes eingefallen ist, was daran für Sie ganz genau wichtig ist. Und schauen Sie sich natürlich bei allen Bereichen an, was genau die konkreten Dinge sind, die eine Sache wichtig machen. Vielleicht sind manche Dinge einfach nur „ganz nett", aber im Wesentlichen überflüssig. Am deutlichsten sind natürlich die Dinge, auf die eine Linie von einem „meckernden Nachbar" ausgeht. Da bringen Sie irgendwelche äußeren Einflüsse dazu, etwas als wichtig zu betrachten, was Ihnen gar nicht so wichtig ist. Vielleicht bemerken Sie aber bei solchen Sachen, dass Sie sie eigentlich wirklich nicht mögen, aber Ihnen fällt sofort ein Grund ein, warum man das nicht ändern kann. Wenn Sie also denken, dass man etwas nicht ändern kann, dabei aber ein schlechtes Gefühl haben, dann sollten Sie über diesen Bereich genauer nachdenken und sich fragen, warum man das denn wirklich nicht ändern kann. Ist das so?

Eine andere Technik ist, dass Sie Ihre Lebensbereiche in Dinge einteilen, die Sie „müssen", die Sie „wollen" und die Sie „sollen" oder „könnten". Zwei dieser vier Dinge können Sie gleich streichen: Dinge, die Sie machen „könnten" sind überflüssig: Entweder „müssen" oder „wollen" Sie. Wenn beides nicht zutrifft – einfach streichen. Das Zweite sind Dinge, die Sie machen „sollten". Hier gilt das Gleiche: Entweder „müssen" oder „wollen" Sie. Wenn beides nicht zutrifft – einfach streichen. Gerade Dinge, die Sie machen „sollten" sind sehr gefährlich. Sie „müssen" sie nicht wirklich machen, aber Sie glauben, dass es besser wäre. Meist sind das diese vielen Dinge, die man „noch" tun sollte, damit man wirklich alles perfekt im Griff hat. Aber denken Sie daran, dass Perfektionismus eine Illusion erzeugt, die man nie erreichen kann: Wenn man alles erledigt hat, fallen schon wieder neue Dinge auf, die man machen sollte. Der zweite Schritt ist, sich zu überlegen, welche Dinge Sie machen „müssen". Prüfen Sie bei den Dingen, von denen Sie denken, dass Sie sie unbedingt machen müssen, ob das wirklich zutrifft. Wahrscheinlich sind da einige „sollte" dabei – und die können Sie ja streichen. Ihren neuen Lebensentwurf sollten Sie erst einmal nicht zu voll packen, sonst erliegen Sie der „To-do-Listeritis". Und Sie merken schnell, dass Sie sich selbst wieder überfordern. Sie sollten das Ganze ruhig angehen, also erst einmal in Ruhe ausmisten, herunterfahren und dann gezielt wieder wohlüberlegt und ganz kritisch Stück für Stück wieder aufbauen.

Wenn Sie sich überlegen, was Ihre „Muss-" und „Will-Dinge" sind, sollten Sie sich nochmals in Erinnerung rufen, dass Ihre Erziehung und Ihr Aufwachsen Ihr Bild von der Welt stark geprägt haben (Erziehung, Sozialisation und Internalisierung). Sie haben als Kind gelernt, wie Ihre Welt ist, und haben das stark verinnerlicht – so stark, dass es Ihnen selbstverständlich und unumstößlich vorkommt. Und auf die gleiche Weise, wie Sie früher als Kind von Eltern, Freunden, Kollegen, Bekannten, Medien und Staat beeinflusst wurden, geht das heute so weiter: Wenn Sie einen neuen Job haben, müssen Sie sich so und so verhalten. Wenn Sie Kinder bekommen, müssen Sie sich auf einmal anders verhalten. Wenn Sie älter werden, müssen Sie sich angemessen benehmen. Wenn Sie umziehen, müssen Sie sich an Ihre Nachbarschaft anpassen etc. Hier können Sie nochmal gezielt überlegen, ob es nicht doch noch mehr fremde Stimmen von jenseits der Mauer gibt, die Ihnen durch Verinnerlichung sagen, was Sie müssen und sollen. Denken Sie auch an die sozialen Konstruktionen, die eigentlich nicht so „gesetzmäßig" sind, wie wir meinen: Reichtum, Macht, Ansehen, Schönheit, Erfolg etc.

Prüfen Sie in Ihren Lebensbereichen auch, ob die konkreten Dinge daran für Sie wirklich ein Antrieb sind (Motivatoren) oder ob sie nur dazu dienen, dass Sie beruhigt sind (Hygienefaktoren). Damit können Sie auch überlegen, was für Sie vorrangig und was zweitrangig ist. Beispiel „Geld": Brennen Sie wirklich darauf immer mehr Geld zu sammeln, oder brauchen Sie Geld nur als eine Art von Sicherheit? Wenn Sie eigentlich nur ein bisschen Sicherheit wollen, dann hat Geld keine große Bedeutung und sollte bei Ihren Überlegungen auch nicht immer im Vordergrund stehen. Wenn Sie feststellen, dass es Ihnen gar nicht so ums Geld geht, dann können Sie sich auch überlegen, wie viel Geld für Sie ausreicht, und müssen nicht mehr um „immer mehr" kämpfen (was kein Ende nimmt). Das „liebe Geld" ist auch ein gutes Beispiel für die Frage, warum man überhaupt etwas tut: Machen Sie die Sache selbst gern, oder geht es Ihnen nur um das, was Sie bekommen, wenn Sie das tun. Das ist wieder die Unterscheidung in intrinsisch (es geht um die Sache selbst) und extrinsisch (es geht nur um die Belohnung, den äußeren Anreiz). Suchen Sie die Dinge, bei denen es wirklich um die Sache selbst geht, und überlegen Sie sich bei den anderen Sachen, ob die Belohnung der Mühe wert ist (vor allem, wenn Sie es hassen oder eine Leere dabei empfinden).

Und generell hüten Sie sich vor zwei Dingen: keine Verallgemeinerungen und keine Extreme! Ihr Leben ist nicht komplett „schlecht", Sie müssen nur die Verbesserungsmöglichkeiten sehen und sich die Dinge bewusst machen, die Ihnen eigentlich schon gefallen. Denken Sie daran, dass wir uns immer auf das Negative konzentrieren (selektive Wahrnehmung).

Damit Sie nicht nach einer Woche scheitern, möchte ich Ihnen zu Geduld und zu Disziplin raten. Wenn Sie Berichte von Leuten lesen, die ihr Leben irgendwann stark verändert haben, dann fällt ganz oft auf, dass das ein jahrelanger Prozess der Veränderung und des Dazulernens war. Sie brauchen also Zeit, um Erfahrung zu sammeln, sich Gedanken zu machen und zu Einsichten zu kommen. Ihr erster Schritt ist, mit dem Nachdenken zu beginnen und sich an die Sache heranzuarbeiten. Damit Sie aber nicht nach zwei Wochen scheitern, sollten Sie sich eine gewisse Disziplin angewöhnen: Es geht aber nur darum, dass Sie nicht mit der Zeit immer weniger nachdenken und es irgendwann ganz aufgeben. Dann haben Sie einen gescheiterten Versuch und suchen nach einer neuen „Wunderlösung". Sie können mal mehr und mal weniger Zeit investieren, aber Sie sollten sich ein Ritual angewöhnen, das Sie bei der Sache hält. Eine Sache, die Ihnen dabei hilft, ist Ihr „Garten" - Ihr neuer Lebensentwurf. Schauen Sie ihn sich oft genug an, hängen Sie ihn sichtbar auf und planen Sie, wann Sie sich (regelmäßig) damit beschäftigen wollen. Machen Sie sich aber auch bewusst, dass es kein „Wunderrezept" gibt: Kein Yoga, keine Meditation, keine Psychologie oder was auch immer führen Sie automatisch zu Veränderungen. Das sind alles immer nur Denkanregungen, die Sie aufgreifen müssen. In Kap. 4 soll es aber noch um ein paar Anregungen gehen, wie Sie die erste Phase der Umgewöhnung gestalten können.

Literatur

Auhagen, A. E. [Hrsg.] (2008): Positive Psychologie: Anleitung zum „besseren" Leben. 2., überarbeitete und erweiterte Auflage, Beltz, PVU, Weinheim, Basel

Fröhlich-Gildhoff, K.; Rönnau-Böse, M. (2011): Resilienz. 2. Auflage, UTB GmbH, Stuttgart

Lorenz, R.-F. (2005): Salutogenese: Grundwissen für Psychologen, Mediziner, Gesundheits- und Pflegewissenschaftler. 2., durchgesehene Auflage, E. Reinhardt, München, Basel

Ware, B.; Kuhn, W. [Übers.] (2013): 5 Dinge, die Sterbende am meisten bereuen: Einsichten, die Ihr Leben verändern werden. Arkana, München

4
... und so bleiben!

Eine deutliche – möglicherweise sogar starke – Veränderung bewegt viel, gelingt aber nicht auf Anhieb. Es werden nicht nur Erfolge gefeiert, es gibt Widerstände, eigene Zweifel, und eine gewisse Umorientierung muss stattfinden. Auch kann ein Gefühl der Überforderung eintreten, und man muss Erfahrungen mit seiner neuen Sicht der Dinge sammeln. In der Anfangsphase ist es wichtig sich bewusst zu sein, welche Widerstände überwunden werden müssen und welche Stolperfallen auf dem Weg versteckt sind.

Eine neue Sicht auf die Welt erfordert eine – eventuell große – Umstellung. Damit diese bewältigt werden kann, gilt es den Weg bewusst zu gehen, für Fehler und Erfahrungen offen zu sein und Rückschläge zu verwerten. Es geht aber auch darum, gezielt, ohne sich selbst zu überfordern, an sich zu arbeiten und alte, schädliche Muster auszurotten. Dabei ist zu entscheiden, wie der Weg gegangen werden soll, wie Mut gefasst und alte Fehler vermieden werden können. Ein Trainingsplan wie für die körperliche Fitness kann einem dabei helfen, die gewünschten Veränderungen zu meistern.

Zu einer vollwertigen Neuverortung gehört es auch, sich mit vielen unterschiedlichen Lösungen auseinanderzusetzen und verschiedene Bereiche zu beachten. Es geht dabei aber nicht darum, das eine, wahre Konzept zu finden, sondern aus den vielen Möglichkeiten ein Mosaik zusammenzusetzen und dieses bewusst zu gestalten. In der Fülle der Möglichkeiten muss der Sinn für die eigene Philosophie geschärft, vielleicht neue Wege entdeckt und vor allem ein eigener Stil entwickelt werden. Es geht darum Gesundheit, Weltanschauung, eigenes Wesen und Handeln in Einklang zu bringen.

Die Vielzahl der eigenen Überlegungen und der Anregungen aus den vorangegangenen Kapiteln erfordert eine Übersicht und Zusammenfassung. Daher werden im Folgenden einige *Leitlinien* vorgestellt, die helfen, den für sich richtigen Weg auszuwählen und zu gehen.

4.1 Umgewöhnung

Mit der Metapher des Gartens habe ich die „Landkarte", die als roter Faden dient, in ein idyllischeres Bild umgewandelt. Man kann sich aber den Garten auch als Landkarte denken, wobei die Lebensbereiche dann die Kontinente und die konkreten Dinge in den Lebensbereichen die Länder sind. Natürlich kann man komplett auf diese Bilder verzichten und sich einfach eine Übersicht erstellen. Das Ausschlaggebende sind nicht die Bilder, sondern was damit erklärt werden soll. In vielen Abschnitten ging es darum, „wie man die Welt sieht" oder was dabei den Blick verstellt – also eher die Hintergründe. Mit dem Malen einer eigenen Welt wollte ich anregen, sich einen eigenen und ganz klaren Entwurf zu machen. Allerdings ist das auch nur ein Hilfsmittel und nicht der wesentliche Schritt. Und was ist der wesentliche Schritt? Wenn ich es auf irgendetwas reduzieren will, dann ist es *das Nachdenken und das Gewinnen von Einsichten*. In psychischen Fragen gibt es keinen „Mechanismus", den man nur verstehen muss. Die Schwierigkeit ist, dass es wenig ganz klare Antworten gibt und dass alles kompliziert und voneinander abhängig ist. Wenn also eine Veränderung gewünscht ist, dann gibt es nicht die „10 Schritte zum Erfolg" und es gibt kein „4-Wochen-Programm". Man kann keinen Kurs besuchen und ist hinterher vollkommen verändert. Ihre Einsichten kann man Ihnen auch nicht einfach aufschreiben, und Sie müssen sie nur lesen und schon war's das. Eine der größten Schwierigkeiten ist es, eine Einsicht zu vermitteln. Man muss ja nicht nur die Worte hören, d. h. die Information bekommen, sondern man muss den Gedanken erst einmal verinnerlichen und, bei Veränderungen, Altes gegen Neues tauschen. Das Problem bei Büchern wie diesem ist, dass sie höchstens anregen, aber keine Veränderungen auslösen können. Sie bekommen hier einige interessante Informationen, ein paar Vorschläge und Tipps, aber sie müssen das erst verarbeiten, Erfahrungen sammeln und viel über sich selbst lernen. Hier ist genau die Anregung – das Nachdenken und das Lernen über sich selbst.

Wer jetzt also die Vorstellung hat „…am Ende des Buches hab ich alles erledigt…" geht mit der alten Denkweise an das Problem heran: Checkliste aufstellen, alles abhaken, fertig. Sie machen hier keinen Führerschein, mit dem Sie dann Auto fahren können. Es ist wichtig zu verstehen, dass es hier um einen langen Prozess geht, den man durchlaufen muss, weil Nachdenken und Ausprobieren sich vielmals abwechseln müssen und immer aufeinander aufbauen.

Sie können eine Einsicht nur gewinnen, wenn Sie einige andere davor gewonnen haben. Aber es geht ja genau darum anders zu denken: Sie sollten jetzt nicht mehr ein Projekt erledigen wollen. Das ist die alte „Brechstangen-Methode", die von der Illusion kommt, immer alles noch schneller zu erreichen und etwas zu gewinnen, wenn man ein Ergebnis erreicht hat. Sie sind nicht zufrieden, wenn Sie das oder das haben. Die erste Übung bei der Umgewöhnung ist, alles einmal anders anzugehen: Sie haben alle Zeit der Welt, Sie definieren keine fixen Ziele, Sie lassen sich treiben, Sie machen das, weil Sie es wichtig und interessant finden.

Der erste Schritt in Richtung einer Veränderung ist der Einsatz von *Einfachheit*: Momentan ist alles soweit o.k., und die einzige Veränderung ist, dass man sich Zeit zum Nachdenken nimmt. Kein Zeitdruck, keine Checkliste, keine Rekordleistungen. Man wird nicht zufriedener, wenn man einfach alles abreißt, auf den Kopf stellt oder sich komplett abkapselt. Vergessen Sie Ihre alten Reflexe: Machen Sie sich keinen Druck, machen Sie sich nicht alles schlecht, stellen Sie nicht alles infrage. Drehen Sie alles einfach einmal auf „0" zurück. Auch wenn sich Zufriedenheit noch nicht eingestellt hat, haben Sie sich in vielen Dingen doch an dem orientiert, was eigentlich zu Ihnen passt. Sie können alles einfach in Ruhe durchdenken und erst einmal so akzeptieren. Damit nehmen Sie den Druck heraus, der beim Ausbleiben von unrealistischen Zielen zu Misserfolg und dieser wiederum zum Scheitern führt. Schauen Sie sich Ihren Lebensentwurf aus Kap. 3 an und sagen Sie erst einmal „passt schon!". Warum soll das gehen? Ganz einfach: Momentan haben Sie einfach noch überhaupt keine Ahnung von sich selbst. Wie können Sie dann sagen, was gut oder schlecht ist? Was man allerdings weiß, ist, dass Sie irgendetwas unzufrieden macht. Ist es eben nicht diese Haltung, die sagt, „alles ist schlecht", „alles muss immer verbessert werden", „alles muss schnell gehen", „immer mehr und mehr und mehr"? Für wirkliche Veränderungen brauchen Sie Mut. Mut zu sagen: „Jetzt nehme ich das in die Hand und mache es so, wie ich es richtig finde!". Der Mut, den Sie jetzt brauchen, ist, sich eine Freiheit zu nehmen, sich abzulösen, ein eigenes Urteil und eigene Entscheidungen zu treffen. Eine einzige Entscheidung würde ich Ihnen gerne vorgeben (alle anderen können nur Sie treffen): Entscheiden Sie sich bitte dazu, endlich einmal etwas so zu machen, wie Sie es wollen.

Zuerst denken Sie sich jetzt sicher, dass das doch kein Problem ist. Doch hören Sie erst einmal auf Ihre gewohnten Stimmen – welche Stimmen melden sich jetzt bei Ihnen zu Wort? „Ist doch Blödsinn", „wie soll das gehen", „damit kann man ja gar nix anfangen", „das muss doch ordentlich geplant werden", „so wird das nie etwas", „ist ja total esoterisch" etc. Oder – auch alte Reflexe – so etwas: „Dann mach ich mir halt mal Gedanken", „ist ja kein Problem", „das kann man nebenher machen" oder „das ist mir eh zu aufwendig", „das geh ich nächsten Monat an", „vorher muss ich erst noch …", „das mach ich mal bei Gelegenheit", „das mach ich, wenn ich Zeit habe" etc. Sie sollen das Ganze einerseits nicht zu stur angehen, aber andererseits auch nicht denken, „ja, ja, mach ich schon…". Fangen Sie es einmal ganz anders an: Wie macht es Spaß, sich Gedanken zu machen? Wie kann man sich das schön einrichten? Denken Sie daran: Es geht hier nicht um ein „Muss", sondern um ein „Will". Empfinden Sie das alles als eine Pflicht, oder haben Sie richtig Lust darauf?

Es ist natürlich schwer, dies alles in Worte zu fassen. Aber wenn ich versuche, es einmal auf eine einfache Aussage zu reduzieren, die dann ungefähr so lauten müsste: Lernen Sie das Nachdenken über sich selbst, indem Sie zunächst in Ruhe darüber nachdenken, wie Sie ganz allein jetzt weitermachen wollen. Oder kurz: Lernen Sie das Nachdenken, indem Sie darüber nachdenken, wie Sie nachdenken wollen. Das klingt jetzt fast schon wieder bescheuert… Worum es geht: Machen Sie jetzt nicht einfach irgendwas, sondern überlegen Sie sich das in Ruhe, wägen Sie Möglichkeiten ab, gestalten Sie es angenehm, nehmen Sie sich Zeit dafür, richten Sie sich Rituale dafür ein, probieren Sie einfach Dinge aus. Aber hören Sie nicht auf, wenn nicht gleich alles plötzlich ganz anders ist. Etwas über sich zu lernen bedeutet, sich einen Überblick verschaffen, analysieren, hinterfragen, Hypothesen aufstellen und ausprobieren und aus den Versuchen Schlüsse ziehen. Sie bauen hier keinen Schrank aus dem schwedischen Möbelhaus auf, auch wenn die Anleitung da auch erst einmal total verwirrend ist. Es gibt keinen vorher festzulegenden Plan, den man abarbeitet. Sie fangen irgendwie an, lernen etwas dazu und machen damit weiter. Wenn Sie das noch etwas konkreter haben möchten: Fangen Sie damit an zu überlegen, wie Sie so etwas bisher angegangen sind (aber ganz konkret bitte), und was daran gut oder schlecht war. Und achten Sie vor allem darauf, ob Sie das jetzt total anstrengend und überfordernd finden. Wenn es sich schlecht anfühlt, dann überlegen Sie doch erst einmal, warum das schlecht sein soll und wie dieser Prozess etwas Schönes sein kann! Geht nicht? Darf nicht? Kann nicht? Das ist Ihre Entscheidung. Wenn Sie etwas wollen, müssen Sie etwas dafür tun! Machen Sie es zu etwas Angenehmem. Wie, das muss Ihnen nicht gleich einfallen – es geht ja darum, das Nachdenken und Umdenken zu üben!

Sie finden da spontan keine Antworten? Welches Gefühl erzeugt das? Ungeduld? Versagen? Hilflosigkeit? Spüren Sie einen Druck etwas zu ändern? Eigentlich ist es ein hervorragender Anfang, wenn nicht sofort klar ist, wie es weiter geht. Das ist dann ein sehr guter Anlass um sich zu überlegen, was eigentlich wichtig ist. Und vor allem: was nicht! Heute nicht gerade eingeparkt? Kehrwoche nicht ordentlich gemacht? Wir neigen dazu, alles für extrem wichtig zu halten. Aber kann denn alles so wichtig sein? Wenn Sie jetzt unbedingt sofort Lösungen wollen, dann wollen Sie einfach ein ziemlich schwammiges Ziel erreichen und eine schnelle Veränderung erzwingen. Dabei ist Zwang sehr schädlich: Wenn Sie jemand zwingen will etwas zu tun, ohne dass Sie das entscheiden können, reagieren Sie doch sicherlich spontan mit Widerstand. Wenn Sie sich selbst zwingen, jetzt unbedingt sofort etwas zu erreichen, dann üben Sie selbst den Zwang aus und reagieren aber trotzdem auch mit Widerstand. Geben Sie sich Zeit dafür, und überlegen Sie sich wann eine gute Zeit ist und an welchem schönen Ort Sie sich damit beschäftigen wollen. Außerdem können Sie jederzeit spontan nachdenken, wenn sich gerade eine Gelegenheit ergibt. Wichtig ist zu verstehen, dass Sie nicht wie bisher mit Druck, Reaktionismus, überzogenen Zielen, strengen Regeln und nach straffem Zeitplan vorgehen. Die Kunst ist loszulassen und dann plötzlich freiwillig etwas zu tun – aber dann auf einmal intensiver, freier und erfolgreicher. Gönnen Sie sich einmal ein Stück absoluter Freiheit: Machen Sie das, wie Sie wollen.

Zugegebenermaßen wird es jetzt schon leicht esoterisch. Das liegt daran, dass unsere Sprache Dinge wie Gefühle, Ideen, Überzeugungen und Einsichten teilweise nur ganz schlecht abbilden kann. Wir haben dabei alle die gleichen Probleme und verwenden trotz unserer Verschiedenheit ganz oft ähnliche Formulierungen. So ist es auch mit den Dingen, um die es hier geht. Sie sind schwer zu formulieren, und deswegen klingt alles oft ähnlich. Wichtig ist aber, dass Sie das alles ja nur anregen soll – wie gesagt, kann man das nicht einfach „übertragen". Vielleicht hilft ein Vergleich aus dem Heimwerker-Bereich: Wenn Sie im Bad neue Fliesen haben wollen, dann kleben Sie sie nicht einfach hin und fertig. Dass die neuen Fliesen an die Wand kommen, ist zwar eigentlich das, worum es geht, aber davor muss noch einiges anderes gemacht werden. Wenn Sie sich verändern wollen, dann ist das wie mit dem Fliesenlegen: einfach nur verändern und fertig. Aber beim Fliesenlegen müssen erst die alten Fliesen herunter, der Schmutz muss aus dem Bad gekehrt werden, dann muss ein ordentlicher Untergrund geschaffen werden und dann erst wird der Kleber aufgebracht. Es gibt also einige Prozesse, die erst die Voraussetzungen schaffen – und diese braucht es in psychologischen Fragen auch. Auf die großen Schritte müssen Sie sich mit vielen kleinen Schritten vorbereiten. Ein paar konkrete Stolpersteine gibt es bei der Veränderung aber dennoch. Und damit es endlich einmal wieder konkreter wird, will ich einige wichtige noch kurz beschreiben.

Ein Problem haben wir bis hierher ganz ausführlich behandelt: nicht übertreiben, nicht zu viel wollen, nicht ungeduldig sein, kein Zwang, keine Ungeduld – einfach herunterfahren und besonnen vorgehen.

Ein anderes Problem wurde auch schon angeschnitten. Es ist das genaue Gegenteil: nicht hängen lassen, nicht auf die lange Bank schieben, nicht auf etwas warten, keine Ausreden, nicht halbherzig vorgehen, bewusst angehen – aber, siehe vorhergehendes Problem – ruhig und mit Freude.

Am Anfang zählt, wie gesagt, Einfachheit: erst einmal alle angeblichen Probleme auf „0" setzen. Hauptsache ist, dass das Umdenken beginnt. Überlegen Sie sich einen Leitspruch, der für Sie überzeugend ausdrückt, dass Sie auf einem guten Weg sind und alles im Griff haben, weil Sie es angehen.

Haben Sie keine Angst, zeigen Sie Mut: Wenn Sie nicht gleich alles über den Haufen werfen, dann kann Ihnen auch zunächst nicht viel passieren. Sie denken ja nur nach. Aber haben Sie auch den Mut, einmal vollkommen frei zu denken – ohne Vorschriften! Wenn Sie dieses Experiment schaffen, dann wird das ein sehr befreiendes Erlebnis sein. Endlich einmal etwas einfach so, nach Lust und Laune, machen. Ebenso brauchen Sie den Mut auch, um erste Einsichten anzuwenden und umzusetzen. Wenn Sie da nicht alles auf eine Karte setzten, dann können Sie ruhig auch etwas wagen.

Natürlich kann man nicht einfach alles über Bord werfen. Also bleiben Ihre Zweifel und Ängste auch noch eine Weile erhalten und müssen langsam und bewusst abgebaut und umgebaut werden. Auch da braucht man den Mut, unabhängig von der Vernunft, von unnötigen Regel und anderen Meinungen zu denken. Eine wichtige Übung ist, sich nicht um die Meinung der anderen zu kümmern. Und das ist eine große Herausforderung. Als soziale Wesen ist uns die Eingebundenheit in eine Gruppe wichtig – sonst fühlen wir uns ausgestoßen und allein. Aber bilden Sie sich zunächst eine eigene Meinung – überprüfen Sie Ihre Begründungen und akzeptieren Sie im Zweifelsfall (oder besser: meistens), dass Sie die anderen nicht verstehen können. Aber verfallen Sie nicht wieder „vorsichtshalber" der Mehrheitsmeinung – auch wenn das verlockend einfach ist. Wenn Sie eine Entwicklung durchlaufen, verändern Sie sich, das fällt anderen auf, und gleichzeitig verändern sich die anderen nicht. Hier müssen also Unterschiede auftreten. Wenn es zu Konflikten kommt, hilft es, einfach alles ein bisschen zu erklären. Aber erwarten Sie nicht bei jedem, dass er Ihnen folgen kann. Ebenso wie wir nicht von anderen belehrt werden wollen, sollten wir das nicht zwanghaft bei anderen versuchen.

Kennen Sie „Change it, love it or leave it"? Also „verändere es, liebe es oder lass' es hinter Dir". Das trifft es bei einzelnen Sachen ziemlich gut. Wenn Ihnen etwas nicht gefällt, dann sollten Sie es ändern oder einfach hinter sich lassen. So einfach ist das – wirklich! Aber bezogen auf Ihren Lebensentwurf gilt das nicht pauschal. Da lieben Sie manche Dinge, manche ändern Sie und andere lassen Sie einfach hinter sich.

Sind Sie unsicher? Jeder von uns ist das mehr oder weniger. Mit Unsicherheit hängen auch Zweifel zusammen. Stellen Sie sich – ganz entspannt – drauf ein, dass Sie erst einmal unsicher sein werden und Zweifel bekommen. Das ist halt so – und darf auch so sein. Machen Sie sich keine Gedanken darüber, achten Sie nur darauf, wenn Sie Zweifel überkommen, und dann denken Sie einfach noch ein bisschen in Ruhe weiter! Das geht sogar, wenn Sie manchmal richtiggehend Angst bekommen. Wir haben Angst, wenn wir nicht in Sicherheit – also in Unsicherheit – sind! Machen

Sie sich klar, dass Ihnen gerade überhaupt nichts passieren kann und dass Sie in Ruhe weiter überlegen können.

Halten Sie durch: Nichts – gerade nichts so Weitreichendes! – geht „mit links". Misserfolge können auch mal sein. Rechnen Sie einfach mit Rückschritten, Fehlversuchen und alten Reflexen. Aus jeder Erfahrung werden Sie schlauer und haben etwas Wichtiges dazugelernt.

Denken Sie daran, dass Sie sich auch von etwas lösen und Neues erst für sich entdecken müssen. Gerade das Ablösen erfordert Selbstbehauptung. Da hilft nur, anders zu denken als früher und sich selbst zu vertrauen – wohlüberlegt können Sie sich auch selbst trauen. Aber denken Sie daran, dass Sie vieles einfach ganz stark verinnerlicht haben und dass dann die Umstellung nicht schlagartig funktioniert.

Ein Vorteil von Massengeschmack, Einheitsdenken und „im Strom mitschwimmen" ist, dass es einfach eine einfache Lösung ist (Komplexitätsreduktion). Wenn Sie anfangen, sich Ihre eigenen Wege zu öffnen, haben Sie auf einmal die „Qual der Wahl". Das kann schon eine Herausforderung sein: Wenn das Alte nicht richtig war, welche von den unzähligen Möglichkeiten ist denn dann richtig? Auch hier gilt: nur die Ruhe, nachdenken, probieren, lernen.

Mir persönlich ist es wichtig, dass Sie daran denken, dass es für jeden Menschen Freiheiten gibt. Aber Ihre Freiheiten enden dort, wo die Freiheiten anderer Menschen beginnen. Sie können sich also nicht in jeder Hinsicht einfach so benehmen, wie Sie wollen (auch wenn man das manchmal so verstehen könnte). Sie erwarten, dass Sie von anderen gut behandelt werden – dann kann man das auch umgekehrt von Ihnen erwarten! Messen Sie Ihre neuen Einsichten auch daran, was Sie für andere Menschen bedeuten: Wenn

Sie keinem schaden, stimmt die Richtung. Aber Vorsicht: Subjektivität und Egoismus verleiten dazu, den Schaden für andere zu verleugnen oder herunterzuspielen. Zeigen Sie Niveau – was aber bedeutet, dass Sie das dann auch von anderen erwarten können.

Am wichtigsten: Bleiben Sie aufmerksam! Achten Sie auf schöne Erlebnisse, hinterfragen Sie schlechte Stimmungen und Gefühle, achten Sie auf unnötige Angst und Zweifel oder auf alte Reflexe. Nur wenn Sie bemerken, was mit Ihnen los ist, können Sie auch bewusst damit umgehen.

4.2 Training

Jetzt brauchen Sie Ihren mentalen Trainingsanzug. In diesem Abschnitt soll es um einige nützliche *Techniken* gehen, die Sie einsetzen können. Das sind quasi „Kopf-Sportarten", die Sie betreiben können, um Ihre Ziele zu erreichen. Im vorhergehenden Abschnitt ging es darum, dass Sie nicht einfach einen Schalter umlegen können, sondern lernen und eine Entwicklung durchlaufen müssen. Um beim Sport zu bleiben: Einen Marathon laufen Sie nicht ohne Vorbereitung. Das Gehirn kann man aber trotzdem nicht mit einem Muskel vergleichen. Wenn Sie zufällig früh eine weitreichende Einsicht haben, dann kann diese sehr schnell viel bewirken. Einen Muskel bekommt man nicht so schnell auf ein hohes Leistungsniveau. Eine andere wichtige Sache ist, dass Sie bei einem Marathonlauf immer sagen können, „Ich will eine noch bessere Zeit". Sie können sich aber auch damit begnügen, einfach nur ein einziges Mal einen Marathon zu laufen oder vielleicht nur einmal im Jahr und dann mit einer ganz lockeren Zeit. Wenn Sie sich für immer neue Bestzeiten entscheiden, dann rennen Sie wahrscheinlich wieder unbewusst in die „Immer-mehr-Falle". Wenn ich hier von Training spreche, dann meine ich eigentlich auch wieder die Umgewöhnung. Aber nachdem das mit der Umgewöhnung doch noch etwas ungenau war, will ich ein paar Möglichkeiten vorstellen, die leicht zu verstehen sind und die ich auch ganz bewusst nur sehr einfach darstelle.

Ich will Ihnen hier aber keine Vorschriften machen – Sie sollen ganz bewusst selbst auswählen. So wie nicht jedem die gleiche Sportart liegt, muss auch nicht jede der Techniken etwas für Sie sein. Allerdings habe ich sie so reduziert, dass sie für die meisten nicht allzu abschreckend sein dürften. Eine ganz einfache Methode, die viele Menschen schon unbemerkt anwenden, sind *Rituale*. Man könnte auch „Gewohnheiten" sagen – etwas, das Sie sich angewöhnt haben, auf eine bestimmte Weise und in einem bestimmten Rhythmus zu machen. Das kann der Spaziergang am Sonntag sein, der Stammtisch am Dienstag, die Garten- oder Autopflege am Sonntag, der Großeinkauf am Samstag oder auch der Kaffee in der Mittagspause. Im Abschnitt „Umgewöhnung" ging es darum, dass man einerseits seinen ganz eigenen, entspannten Weg suchen soll, aber auch andererseits das Ganze nicht schleifen zu lassen. Legen Sie sich also Rituale zurecht, wenn Sie an Ihren Veränderungen arbeiten wollen. Der Vorteil von Ritualen ist nämlich die Vereinfachung: Sie müssen sich nicht immer überlegen, ob Sie jetzt oder später oder irgendwann etwas machen. Bleiben Sie offener bei dem, was Sie dann machen (es geht ja zunächst einmal nur um das Nachdenken und

Lernen), aber richten Sie sich die für Sie idealen Zeitpunkte ein, und am besten suchen Sie sich auch richtig schöne Orte dazu aus. Vielleicht gehen Sie ja joggen! Dabei kann man meiner Meinung nach sehr gut nachdenken. Günstig ist sicher, wenn Sie sich einen guten Start in den Tag und dafür ein (wenn auch kurzes) Ritual ausdenken. Sie könnten z. B. früher aufstehen und, indem Sie den Morgen vor der Arbeit ganz bewusst schöner gestalten, sich damit gleich einen ersten Genuss zu Beginn des Tages verschaffen. Genauso verschenken wir meist die Mittagspause: verkürzen, ausfallen lassen oder nur schnell was (unter Stress) essen. Natürlich können Sie dann vielleicht früher nach Hause gehen. Aber Sie haben dann keine Pause gehabt, die Sie für die zweite Halbzeit fit macht. Gestalten Sie die Mittagspause angenehm, überlegen Sie sich ganz genau, was Sie dann machen möchten (damit Sie sie bewusst genießen können). Und legen Sie sich auch einfach ein Ritual zum Entspannen zurecht. Oder Sie nutzen die Mittagspause gleich dazu, sich ein paar Gedanken zu machen – in Ruhe, ohne Zwänge. Dann können Sie auch abschalten und z. B. etwas über sich und Ihre Arbeit lernen. Rituale sind eine bewusste Methode zur Umgewöhnung: Jetzt am Anfang müssen Sie erst einmal immer dran denken, in die Vogelperspektive zu wechseln, um aus dem Alltagstrott herauszukommen. Rituale sind quasi Ihre „Eselsbrücken". Und Rituale kann man natürlich auch anpassen und verbessern. Mit der Zeit sind Sie es dann immer mehr gewöhnt, einen Schritt zurückzutreten und sich zunächst einmal Gedanken zu machen.

Eine andere wichtige Technik habe ich schon oft angeschnitten: Es geht um das bewusste Wahrnehmen, Denken und Handeln. Mit *Achtsamkeit* oder dem *Achtsamkeitstraining* üben Sie die bewusste Wahrnehmung. Es geht um Aufmerksamkeit für Ihre aktuelle Situation. Im Alltag bemerken wir oft gar nicht richtig, wenn es uns schlecht und – noch schlimmer – wenn es uns gut geht. Bei Achtsamkeit geht es eigentlich immer um die *Wahrnehmung der aktuellen Situation* (nicht der Vergangenheit oder Zukunft). Wofür brauchen Sie das? Falls Sie bemerken, dass es Ihnen gerade schlecht geht, dann können Sie einen Schritt zurücktreten und dafür sorgen, dass Sie sich beruhigen und entspannen. Aber vor allem können Sie nur dann herausfinden, warum es Ihnen schlecht geht, und daraus für die Zukunft lernen. Auch wenn Sie das Gefühl haben, dass Ihr ganzes Leben „sch…" ist, können Sie sich darin üben, die positiven Seiten Ihres Lebens zu bemerken und daraus zu lernen, was Sie zufrieden oder glücklich macht. Wenn Sie ein einfaches Achtsamkeitstraining machen wollen, dann können Sie z. B. ein Tagebuch führen, in dem Sie sich notieren, was Sie glücklich und was Sie unglücklich macht. Am Anfang werden Sie vielleicht nicht so viel Lust darauf haben, und es wird Ihnen auch schwerfallen. Aber Sie können damit anfangen, sich am Wochenende eine halbe Stunde zu reservieren und die letzte Woche zu reflektieren. Vielleicht nehmen Sie sich gleich (oder eben später) jeden Abend eine Viertelstunde und denken über Ihren Tag nach. Wenn Sie sich langsam daran gewöhnen, stecken Sie sich vielleicht ein kleines Notizbuch ein, damit Sie immer daran denken. Das Ziel ist, dass Sie nach einiger Zeit automatisch bemerken, wenn es Ihnen gerade gut geht – dann sind Sie dankbar für diese Feststellung – oder wenn es Ihnen gerade schlecht geht und Sie etwas dagegen unternehmen möchten. In beiden Fällen können Sie aber auch immer etwas über sich selbst lernen.

Wenn Sie keine Lust haben, sich dafür Zeit zu nehmen und auch noch etwas aufzuschreiben, dann machen Sie doch einfach Folgendes: Konzentrieren Sie sich darauf, ständig etwas Positives oder Schönes zu finden und zu benennen. Das ist eine ganz einfache Übung, die Ihre Konzentration fördert und mit ein wenig Eingewöhnung und Übung Ihre Laune deutlich verbessern sollte. Aber machen Sie das dann ganz konsequent und geben Sie nicht nach einer halben Stunde auf. Und so funktioniert es: Sie stehen auf und müssen überlegen, was bei Ihren ersten Schritten am Morgen schön ist (z. B. Ihr Kaffee am Morgen). Sie machen sich auf den Weg zur Arbeit: Überlegen Sie, was auf Ihrem Arbeitsweg schön ist (z. B. dass Sie noch eine halbe Stunde gemütlich in der Straßenbahn sitzen können). Sie kommen am Arbeitsplatz an: Was ist am Start des Arbeitstages schön (z. B. dass vielleicht noch nicht viele Kollegen da sind und Sie noch in Ruhe etwas wegarbeiten können). Und so weiter. Das Interessante ist: Wenn Ihnen bei jedem dieser Schritte erst einmal gar nichts so richtig Schönes einfällt, dann ist das doch eine gute Gelegenheit, gleich anders vorzugehen. Gestalten Sie sich diese einzelnen Schritte immer etwas schöner, machen Sie es sich bewusst und genießen Sie es bewusst. Und: Geduld, dran bleiben!

Eine weitere Technik ist das *Neurolinguistische Programmieren* (NLP). Das klingt furchtbar anstrengend, und auch wenn es dazu sehr umfangreiche Konzepte gibt, so zweifelt die Forschung doch bei einigen an ihrer Wirksamkeit. In einfacher Form können Sie das NLP aber dennoch für sich nutzen. Wenn Sie sich mehr dafür interessieren, finden Sie zahlreiche Bücher dazu. Für mich ist nur eine Idee wichtig, die NLP bei mir angeregt hat. Sie können Ihre Wahrnehmung und Ihre Reaktion ganz einfach trainieren. So wie Sie in der Schule viele Fakten zu einem Thema auswendig gelernt haben, um später beliebige Fragen in einem Test beantworten zu können, ist es möglich, das auch auf andere Situationen anzuwenden. Davor müssen Sie sich natürlich erst einmal einer Situation bewusst geworden sein: Das kann der Kollege auf der Arbeit sein, der Ihnen immer seine Arbeit aufdrückt. Es kann aber auch der Umstand sein, dass Sie sich beim Autofahren immer furchtbar aufregen. Wichtig ist: Sie kennen die Situation und wollen Sie entweder anders wahrnehmen oder anders reagieren. Nehmen wir das Beispiel mit dem Autofahren: Sie wollen viel lieber entspannt fahren und nicht alles so eng sehen (auch wenn das wirklich schwer fällt). Stellen Sie sich also die Situation vor und wie Sie reagieren wollen. Stellen Sie sich vor, wie Sie in das Auto einsteigen und zunächst ganz entspannt durchatmen. Stellen Sie sich vor, wie Sie ganz bewusst gemütlich und eher „lahm" an Ihr Ziel fahren. Stellen Sie sich auch die typischen Situationen vor, in denen Sie sich immer aufregen, und atmen Sie zum Beispiel erst einmal tief aus und sagen Sie sich dann, „Was soll's, ich kann mich nicht über alles ärgern". Natürlich brauchen Sie einen Spruch, der Ihnen hilft. Wichtig ist aber: Bleibt es bei einem Mal, bringt es nichts! Hier passt am besten der Vergleich mit dem Training: Nur wenn Sie es oft wiederholen, auch dann, wenn Sie nicht in der Situation sind, prägt es sich in Ihrem Gehirn ein und „überschreibt" mit der Zeit Ihre alte Reaktion. Der Trick ist nämlich, dass Sie die alte Reaktion verlernen und die neue erlernen müssen.

Eine Steigerung dieses Trainierens bestimmter Reaktionen sind *Bewältigungsstrategien* (Coping-Strategien). Interessant ist, dass es zwei Arten davon gibt: funktionierende und wirkungslose. Die wirkungslosen kennen wir (unbewusst) ganz gut: Vermeidung, Verdrängung, Schönreden. Sie haben ein Problem und reagieren darauf. Bei den wirkungslosen weichen Sie dem Problem einfach aus und versuchen es zu umgehen – viel Glück. Natürlich ist das einfacher, aber es löst natürlich nicht das Problem. Von daher ist das eher eine schwache Problembewältigung. Bei Bewältigungsstrategien geht es eigentlich zunächst um ein menschliches Phänomen und nicht um eine Technik. Menschen reagieren auf Probleme auf unterschiedliche Weise. Entweder werden ausweichende Strategien entwickelt oder solche, die das Problem wirklich angehen. Für Sie ist erst einmal wichtig zu wissen, dass wir oft ausweichend auf Probleme reagieren und dann leider immer wieder darunter leiden, wenn wir es nicht schaffen, das Problem zu lösen. Ein Beispiel: Vielleicht sind Sie ein sehr netter Mensch und helfen auch gerne anderen. Allerdings bemerken Sie oft, dass Sie ausgenutzt werden oder mehr helfen sollen, als das sogar Ihnen lieb ist. Also versuchen Sie sich auf solche Situationen vorzubereiten: „Da habe ich keine Zeit", „da kenn ich mich nicht aus" oder „ich hab's im Rücken und kann nicht schwer heben". Alles Ausreden. Und wenn Sie darin gut sind, dann können Sie oft eine überzogene Bitte umschiffen. Aber eigentlich würden Sie viel lieber sagen „Ich finde, ich habe Dir schon genug geholfen, und Du hilfst mir nie" oder „…da will ich etwas machen, was mir gefällt, und das möchte ich nicht für Dich opfern". Prüfen Sie also Ihre Bewältigungsstrategien, und überlegen Sie sich, ob Sie damit das Problem lösen oder nur umschiffen. Sie lernen so, schwierige Situationen besser zu handhaben, und das überträgt sich mit der Zeit auch auf Ihr generelles Verhalten in solchen Momenten. Sie machen dann auch die Erfahrung, dass Sie tatsächlich anders reagieren können. Sie stärken sich selbst und erhöhen Ihre Widerstandskraft (bei Interesse können Sie sich auch über das Thema *Resilienz* informieren).

Ein ganz einfaches, universelles Konzept sind Entspannungstechniken wie das (eher umfangreiche) *Autogene Training* oder (die mehr einfachen) *Atemtechniken*. Mir geht es hier um die einfache Anwendung. Entspannungstechniken kann man als das Gegenteil von Stressreaktionen bezeichnen. Stress versetzt den Körper in einen Alarmzustand, Entspannung fährt ihn herunter. Einen einfachen Vorschlag habe ich dazu schon früher in diesem Buch gemacht: Lächeln Sie einfach einmal. Das erzeugt ein schönes Gefühl. Gut, vielleicht funktioniert genau dieses Beispiel nicht auf Anhieb bei Ihnen. Das ist aber der springende Punkt: Die Wirkung verbessert sich mit vielen weiteren Wiederholungen (mit Training). Egal, was Sie sich da aussuchen, Sie müssen es leider ernsthaft trainieren. Eine gute Technik, gerade in akuten Stresssituationen, ist das Konzentrieren auf eine ruhige, tiefe Atmung. Mit der Konzentration schalten Sie Ihren Kopf aus und mit dem Atmen fahren Sie Ihren Körper aus dem Alarmzustand herunter. Sie sollten aber nicht nach fünf mäßigen Versuchen aufgeben. Wenn es nicht gleich wirkt, machen Sie die Atemübung länger. Und erwarten Sie am Anfang nicht zu viel! Sie können sich, wenn Sie das anspricht, über die verschiedenen Verfahren informieren – Literatur hierzu gibt es reichlich, weswegen ich dieses Thema nicht noch weiter ausführen möchte.

Mit einer guten Technik, die auch bei Einschlafproblemen sehr hilfreich ist, will ich Sie noch vertraut machen (bei schweren Einschlafproblemen sollten Sie aber mit Ihrem Arzt sprechen!). Bei den sogenannten *imaginativen Verfahren* müssen Sie sich, einfach ausgedrückt, etwas vorstellen. Mögen Sie diese Traumstrände aus dem Reisekatalog? Oder haben Sie eine wunderbare Erinnerung an einen Urlaub in den Bergen? Haben Sie in Ihrer Umgebung einen Lieblingsplatz, an dem Sie herrlich entspannen können (wenn ja: gehen Sie oft dahin). Stellen Sie sich diese Orte – oder alles andere, was Sie schön finden – einfach ganz genau vor, mit jedem Detail, und rufen Sie sich auch die positiven Gefühle in Erinnerung. Damit beschäftigen Sie Ihren Kopf, und Ihr Körper entspannt sich. Aber: Trainieren!

Eine mittlerweile sehr populäre Technik ist das *Lach-Yoga* (Hasya-Yoga). Vielleicht haben Sie das auch schon einmal im Fernsehen gesehen: Eine Gruppe von Menschen steht in einem Park und lacht grundlos lauthals und lange vor sich hin. Das grundlose Lachen, zunächst künstliches und später echtes Lachen, soll dabei die gleichen positiven Prozesse auslösen und Einfluss auf das körperliche Befinden nehmen wie das natürliche Lachen aufgrund einer komischen Situation. Am besten wird das Ganze in Gruppen praktiziert, da hier das Lachen durch den gegenseitigen Blickkontakt begünstigt wird. Wenn Ihnen das peinlich sein sollte, können Sie es ja einmal ausprobieren und dafür sprichwörtlich „zum Lachen in den Keller gehen". Auch wenn Sie das Lach-Yoga nicht als eine Ihrer Techniken auswählen, lässt sich doch etwas ganz Wichtiges aus dieser Idee lernen:

Lachen ist scheinbar wirklich gesund; zumindest macht es gute Laune. Suchen Sie in Ihrem Leben also viele Gelegenheiten zum Lachen. Wenn sich Ihre Einstellung zu einer positiveren, nicht so strengen Sicht der Dinge entwickelt, werden Sie vieles mit Humor sehen können und somit oft Spaß haben. Suchen Sie sich aber auch bewusst etwas, das Spaß macht. Vielleicht haben Sie ein paar Freunde vernachlässigt, mit denen es „immer lustig war". Unterschätzen Sie die Bedeutung von Spaß im Leben nicht: Wir leben in einer sehr ernsten Gesellschaft, und Spaß hat einen schlechten Ruf. Sie müssen dem Spaß also erst einmal einen Platz in Ihrem Denken einräumen. So wie Sport wichtig für die Gesundheit ist und irgendwo in das Leben eingeplant werden sollte, gilt dasselbe auch für den Spaß.

Es gibt eine lange Liste von weiteren Techniken, die Sie gerne für sich erkunden und zu einem „Programm" zusammenbasteln können. Wichtig ist nur, dass Sie die Wirkung jeder einzelnen nicht überschätzen und dass Sie Geduld für die Veränderung haben. Es geht hier quasi um eine „Umschulung" und diese dauert bei Berufen schon Jahre. Wenn Sie sich selbst umschulen, braucht das auch seine Zeit, und eine Erfahrung ist die Grundlage für viele andere. Aber gehen Sie es in Ihrem Tempo und Ihrem Stil an, lernen Sie etwas über sich und probieren Sie Dinge aus. Machen Sie sich frei und tun Sie einmal etwas ohne Zwang. Freiheit ist ein herrlicher Kontrast zu unserem fremdbestimmten Leben, das aus Arbeit und Pflichten besteht. Aber täuschen Sie sich nicht selbst. Machen Sie wirklich etwas, machen Sie es bewusst, planen Sie es konkret. Geben Sie nicht gleich auf, gönnen Sie sich Geduld und Ruhe und auch Fehler (aber bitte keine radikalen Versuche). Es geht nur um Sie,

Sie sind der Boss, und Sie dürfen einfach einmal probieren. Und es darf auch etwas nicht klappen. Aber dann fragen Sie sich, warum, und wagen Sie vielleicht auch einen zweiten Versuch, wenn Sie zuvor vielleicht zu halbherzig waren. Seien Sie auch mal mutig und wagen etwas, aber machen Sie kleine Schritte ohne große Risiken. Setzen Sie Ihre Ziele so, wie Sie es richtig finden, und stellen Sie keine Rekorde nach gesellschaftlichen Kriterien auf. Und machen Sie keinen Wettbewerb daraus!

4.3 Philosophien

Kommen wir doch einmal wieder auf die mittlerweile gute alte Landkarte zurück: Momentan sollte sie sich bei Ihnen im Übergang von der fremden „Jedermann"-Karte zu Ihrer ganz eigenen persönlichen Individual-Landkarte entwickeln. Auf der alten Landkarte, die uns noch vieles nahegelegt und vorgegeben hat, tauchen auch einige Dinge auf, die Ihr Leben verbessern sollen: Religion(en), Meditation, Yoga, Erfolgstechniken oder Esoterik in den verschiedensten Spielarten. Da sich Ihre eigene Karte erst entwickeln muss, sind diese da noch wild verstreut, teilweise mit Fragezeichen versehen oder vielleicht zum Teil auch gar nicht enthalten. Wenn die bisherigen Abschnitte aber etwas gebracht haben (was ich sehr hoffe), dann sollten Sie auf solche Sachen nicht mehr ganz unbedarft reagieren. Vielmehr sollten Sie im besten Fall eigentlich sagen, „Brauche ich denn so etwas wirklich?"! Da würde ich jetzt mal sagen: Ja und Nein. Eigentlich nicht unbedingt, aber andererseits können derartige Konzepte (oder Philosophien) auch bereichernd sein. Allerdings hängt das ganz speziell von Ihnen ab, und es gibt nicht das eine Universal-Konzept. Wenn Sie sich aber über verbreitete Philosophien informieren und diese auf die Nützlichkeit für sich selbst prüfen (!), bekommen Sie viele Anregungen, die Ihr Nachdenken unterstützen können.

Stürzen Sie sich also nicht einfach auf das nächste „Glückskonzept" und greifen Sie nicht als „letzte Chance" zur Bibel. Wenn Sie sich aber für Religionen (als Beispiel) interessieren, dann schauen Sie sich doch einige davon einmal an – es gibt beispielsweise Bücher, die alle großen Weltreligionen zusammenfassen.

Was eigentlich immer sinnvoll ist – evtl. mit ärztlicher Beratung bei Erkrankungen – sind körperliche Betätigungen. Sport ist heutzutage fast schon eine Religion und kann in extremen Fällen als Sucht bezeichnet werden. Im eigentlichen Sinne Sport keine „Philosophie", aber ich halte Bewegung (und auch Ernährung) für so wichtig, dass beide in diesem Kapitel einen Platz finden sollen. Sei es nun *Yoga, progressive Muskelentspannung, Nordic Walking* oder der „quasi-religiöse" *Marathon*. Das alles sind Möglichkeiten für Sie, aber keine von Ihnen wird Ihnen definitiv Glückseligkeit verschaffen – auch nicht, wenn das oft behauptet wird. Folglich können Sie also einfach nach Ihrem persönlichen Geschmack wählen und, wenn Sie nicht mit den überhöhten Erwartungen herangehen, sogar mit so etwas Einfachem wie Spaziergängen oder Wandern glücklich sein. Von körperlicher Betätigung werden aktuell sogar positive Einflüsse auf Erkrankungen (wie z. B. Krebs oder Depressionen) angenommen – dass Bewegung aber gesund hält, dürfte unumstritten sein. Körperliches Unwohlsein (also noch nicht einmal eine Erkrankung) kann sich sehr stark auf Ihr Wohlbefinden auswirken und damit also auch auf Ihre Zufriedenheit. Selbstverständlich ist in diesem Zusammenhang eine gesunde Ernährung wichtig – zumindest eine gesündere, als bei uns üblich ist.

Es geht also darum, dass verschiedene Weltanschauungen genauso wie Gesundheitsfragen Ihren neuen Lebensentwurf bereichern können. Allerdings ist es nicht das Ziel, das eine Allheilmittel zu finden. Auch wenn das gerne behauptet wird, halte ich auch eine übertriebene Fixierung auf ein bestimmtes Hobby, auf eine Religion oder z. B. eine kulturelle Strömung (z. B. Musik) für einseitig. Das gilt vor allem, wenn man sich etwas gezielt aussucht, um „das Leben zu verbessern". Diese Erwartung dürfte nicht erfüllt werden. Umgekehrt kann etwas Neues, das Sie kennenlernen, einen großen Raum in Ihrem Leben einnehmen und sehr wichtig für Sie werden – oder Sie haben schon etwas sehr Wichtiges, dem Sie vielleicht noch mehr Zeit widmen möchten. Der wesentliche Unterschied sollte künftig sein, dass Sie eine oder mehrere solcher Betätigungen bewusst auswählen und realistisch betrachten. So etwas sollte Ihnen gefallen, für Sie einen Sinn haben und Ihnen guttun. Ein grundsätzlicher Vorschlag von mir sieht so aus: Kombinieren Sie geistige und körperliche Konzepte.

Während es bei den geistigen Konzepten (oder eben Philosophien) schon sehr unübersichtlich ist, sind Konzepte für Ihr körperliches Wohlbefinden relativ einfach: Achten Sie auf Bewegung und auf eine gesündere Ernährung. Beides sollte Ihnen sicherlich schon klar sein, also muss ich hier keine Vorträge halten. Es geht vielmehr um das „Wie und Warum". Bei einer gesunden Ernährung ist das ganz einfach: Einseitiges Essen (viel Fett und Kohlenhydrate wie z. B. Zucker) bereitet Ihnen körperliche Beschwerden, die Ihre Lebensqualität senken. Aber Sie sollen deshalb nicht sofort zum Veganer werden. Es geht zunächst einmal darum, sich mit dem Thema anzufreunden und damit bewusst umzugehen. Einiges, das Sie sofort anwenden können, wissen Sie sicher über Ernährung. Machen Sie es sich hier doch auch einfach: Lassen Sie einfach etwas von den ungesunden Beilagen übrig, bevorzugen Sie Gemüsebeilagen oder planen Sie doch ab und zu einmal einen Salat als Mahlzeit ein. Versuchen Sie, beim Einkaufen einige ungesunde Lebensmittel wegzulassen und dagegen ein paar gesunde neu in Ihr Menü aufzunehmen. Stellen Sie sich immer eine Flasche Wasser bereit und trinken Sie mehr. Es geht um solche einfachen Tricks, die man Schritt für Schritt angehen sollte, um nicht gleich an einer Übertreibung zu scheitern. Das funktioniert auch beim Sport (oder besser bei der Bewegung) so: Gehen Sie öfter einmal eine Strecke zu Fuß, die ein bisschen länger ist als Sie es gewohnt sind, oder fahren Sie mit dem Rad in die Innenstadt. Am einfachsten ist es, wenn Sie das auf Ihrem Arbeitsweg einplanen können! Stellen Sie Ihr Auto weiter entfernt von der Arbeitsstelle ab (vielleicht kann man dort ohnehin besser parken) und laufen Sie ein Stück. Sie können sich in der Zeit nebenher auf den Arbeitstag einstellen und auf dem Heimweg schon ganz bewusst herunterfahren, um den Abend entspannt und bewusst anzugehen. Meiden Sie Aufzüge – Treppensteigen ist sehr gesund! Probieren Sie solche Dinge aus und machen Sie Ihre Erfahrungen damit. Wenn Sie es nicht gleich übertreiben, finden Sie wahrscheinlich Gefallen daran und werden es von ganz allein intensivieren. Aber denken Sie bei allem an eines: bewusst tun, bewusst dranbleiben und bewusst erleben. Ein bisschen Umgewöhnung braucht man für alles.

Das Gleiche können Sie auch bei „richtigem Sport" machen! Testen Sie einmal etwas, das Ihnen gefallen könnte – beim Ausprobieren machen Sie ja auch schon Sport! Und außerdem holt Sie die Beschäftigung damit aus dem Alltag heraus. Probieren Sie einmal Walking oder Joggen: Sie können das bequem allein machen und die Zeit auch fürs bewusste Nachdenken nutzen. Außerdem ist es sehr praktisch, wenn Sie direkt von Zuhause loslaufen können, nicht in ein stickiges Fitness-Studio müssen und einmal hinaus in die Natur kommen. Nebenher müssen Sie fast zwangsläufig abschalten und Stress abbauen.

Aber Vorsicht: Überlegen Sie sich zunächst, was Ihnen gefallen könnte und warum Sie das oder das (für sich) schön finden. Sie sollen sich ja nicht – weil Sie dann nicht viel nachdenken müssen – einfach ein Marathontraining aufdrücken und sich dann wundern, dass es gar keinen Spaß macht. Wie bei allem – und gerade beim Sport – brauchen Sie eine Umgewöhnung. Experimentieren Sie, legen Sie sich nicht gleich fest. Überlegen Sie sich bei Dingen, die nichts für Sie waren, warum das so ist, und suchen Sie etwas Passenderes. Und das alles lässt sich auch auf geistige Konzepte übertragen. Bewusst auswählen, ausprobieren, Schlüsse ziehen. Schon Ihre Beschäftigung damit bringt Sie konstant weiter!

Sport und Ernährung sind wie gesagt eigentlich keine Philosophien. Bei den Philosophien im eigentlich Sinn geht es darum, die eigene Zufriedenheit zu erkunden: Wie glücklich sind reiche Prominente, die mit Alkohol- und Drogenproblemen für Schlagzeilen sorgen? Und wie unglücklich sind Sozialarbeiter mit ihrem geringen Einkommen? Oder wie unglücklich sind Menschen wie Mutter Theresa, ohne jegliche materiellen Bezugspunkte? Es kommt darauf an… Wenn Sie sich von den gesellschaftlich vorgegebenen Idealen loslösen und verstehen, dass Sie selbst bestimmen, dann eröffnen sich Ihnen ganz neue Möglichkeiten. Sie können dann etwas tun, weil Sie es gut finden und nicht, weil jemand gesagt hat, dass es gut sein soll (und Sie das aber gar nicht so empfinden). Vergessen Sie auch den Gedanken, sich dafür rechtfertigen zu müssen – es ist Ihre Sache, versuchen Sie es erst gar nicht, weil es nicht nötig ist.

Haben Sie sich schon einmal über den Sinn des Lebens Gedanken gemacht? Und, was kam dabei heraus? Wenn wir uns das Leben auf unserem Planeten ansehen, dann können wir meiner Meinung nach feststellen, dass es immer nur um Überleben und Fortpflanzung geht. Auch wenn das in unserer heutigen Welt viel komplizierter ist, lässt sich doch alles darauf reduzieren. Sie gehen arbeiten, weil Sie essen und eine Wohnung brauchen (beides Überleben). Und die Fortpflanzung gehört traditionell dazu. Alles, was nicht diesen Zwecken dient (Sex, Theater, Bildung, Kunst, Hobbys etc.), soll nur unser Dasein bereichern (es schöner machen). Aber weshalb muss denn unsere Art – oder die vielen Pflanzen- und Tierarten – überleben? Was ist das Ziel, was ist der Nutzen? Die Frage lässt sich nicht logisch beantworten. Oder meinen Sie, die Weiterentwicklung der Menschheit ist der Sinn des Lebens? Nun, das gilt dann aber nicht für Pflanzen und Tiere – und diese sind ja nicht ausschließlich zu unserer Unterhaltung und Ernährung entstanden. Alle drei sind einfach so da. Die menschliche Entwicklung ist ja nur eine Erfindung und hat auch kein Ziel: Oder was soll da am Ende herauskommen? Finden Sie das jetzt deprimierend? Naja vielleicht, aber es ist auch entspannend: Solange wir es nicht besser wissen, können wir den Sinn unseres Lebens also selbst definieren. Sie müssen sich also nicht irgendwelchen Vorgaben von anderen unterwerfen.

Was also könnte für Sie sinnvoll sein? Das ist eine sehr subjektive Frage. Es geht hier nämlich um eine Bewertung. Erinnern Sie sich noch: Viele Dinge habe ich als soziale Konstruktion (als menschliche Erfindung) bezeichnet. Die Frage nach dem Sinn ist ebenfalls eine solche Erfindung – es gibt kein Naturgesetz, mit dem man diese Frage beantworten könnte. Wenn es also keine objektive Antwort gibt, dann konkurrieren verschiedene Meinungen darum, die richtige zu sein. Hier kommen dann Bewertungen ins Spiel: Ist es besser, entsprechend den Gesellschaftskriterien möglichst viel zu erreichen, oder ist es besser, einfach mit sich selbst zufrieden zu sein? Und noch eine ähnliche Frage: Ist es besser möglichst viel zu erreichen, auch wenn das bedeutet auf Kosten anderer, oder ist es besser wenig zu erreichen und im Einklang mit anderen Menschen zu leben (ohne sich selbst ausbeuten zu lassen). Für mich gibt es da eine klare Antwort: Niemand hat das Recht, sein Glück über das eines anderen zu stellen. Das heißt, dass Sie niemandem schaden dürfen, um Ihr Glück zu vergrößern. Warum ist das so? Wenn Sie das dürften, dürfte ich es auch und jeder andere um Sie herum. Sie würden dann also ständig von anderen geschädigt (was ja leider auch sehr dezent ständig geschieht). Natürlich erwarten Sie, dass Ihnen niemand Schaden zufügt. Aber das gilt dann umgekehrt auch für Sie! Sie müssen sich bei Ihren Überlegungen also auch immer bewusst sein, dass man von

Ihnen nichts erwarten kann, was Sie für sich selbst nicht als gut erachten. Aber auch, dass Sie sich an die gleiche Regel halten müssen. Also wenn man eine Bewertung vornimmt, dann darf man das für sich selbst tun – allerdings gilt das für alle und setzt Ihnen Grenzen.

Man kann dieses „drohende" Moral-Thema – das mir allerdings sehr wichtig ist – aber auch positiv angehen. Möglicherweise ist es für Sie erfüllend, wenn Sie sich für andere einbringen! Lassen Sie uns das einmal nüchtern betrachten: Sie arbeiten gern mit anderen zusammen? Sie mögen es, wenn Ihre Arbeit ein greifbares Ergebnis hat? Sie freuen sich, wenn Sie merken, dass Ihre Arbeit jemandem etwas nützt und sich jemand über Ihre Schufterei freut? In Ihrem Job gibt's das nicht? Dann könnte ein soziales Ehrenamt etwas für Sie sein. Denken Sie dabei nicht an die schwersten Aufgaben, die man sich vorstellen kann! Es gibt unzählige Dinge, die man „ehrenamtlich" tun kann: Feuer löschen, mit Kindern Sport machen, mit älteren Leuten spazieren gehen, verwaiste Hunde ausführen… Sind da nicht aufregende oder schöne Sachen dabei, die Sie nicht sowieso gern machen? Wenn nein: Das ist ja auch nur eine winzige Liste. Es gibt sicher etwas, das Ihnen Freude macht und mit dem Sie anderen ebenso eine Freude machen oder ihnen sogar in großer Not helfen können. Das könnte doch Spaß machen und einen Sinn haben!

Kommen wir aber wieder weg von meinem persönlichen Appell für soziales Engagement. Wenn Sie sich also mit der Frage auseinandersetzen, welche Philosophie Sie ansprechen könnte, dann stellt sich die Frage danach, worin Sie einen Sinn sehen. Mit den zugehörigen Bewertungen haben Sie sich schon befasst: Viele der ersten Abschnitte sollten den Blick für fremde Einflüsse auf unser Denken öffnen. Sie sind (oder sollten) da jetzt freier sein. Deswegen ist es auch nicht verwunderlich, dass in diesem Abschnitt – auch wenn das praktisch wäre – keine fertige Liste sinnvoller Lebensanschauungen zu finden ist. Es ist aber wichtig zu sagen, dass viele solcher Philosophien zur Auswahl stehen. Nur werden finden Sie nicht den heiligen Gral darunter finden – nicht den einen! Wenn Sie sich über Ihren Lebensentwurf Gedanken machen, dann können Sie die ganzen Konzepte als Anregung und Inspiration verwenden: Sie werfen neue Fragen auf und regen neue Themen an. Und darin liegt ihr Nutzen.

Wenn Sie nun zum Abschluss doch eine einzige Philosophie als Ausgangspunkt haben möchten, dann würde ich diese empfehlen:

Treten Sie einen Schritt zurück und suchen Sie das Gute in dem, wie die Dinge jetzt sind. Erst wenn Sie gelernt haben, das Gute zu erkennen, wissen Sie, wie wenig man zur Zufriedenheit braucht. Erst dann können Sie auch erkennen, was Ihnen wirklich fehlt und was für Sie gar keine Bedeutung hat.

4.4 Leitlinien

Dieser vierte Teil des Buches beschäftigt sich ja – wie Sie vielleicht schon gemerkt haben – mit der Anwendung der Informationen aus den beiden Kapiteln 2 und 3. Auch ist Ihnen sicher schon aufgefallen, dass einiges wiederholt wurde. Es ist natürlich wichtig, dass am Schluss etwas bei Ihnen hängen bleibt, ohne dass Sie es mitschreiben und auswendig lernen müssen. Noch einfacher macht es Ihnen dieses letzte, kleine Kapitel: Es fasst alle bisherigen Abschnitte zu jeweils einem prägnanten Merksatz zusammen. Das soll Ihnen helfen, die wichtigsten Punkte regelmäßig in Erinnerung zu rufen, und Ihnen am Anfang eine Orientierung geben. Jeder Merksatz ist mit einer großen Frage verbunden, die Sie nutzen können, um sich in der nächsten Zeit einer neuen Denkweise anzunähern. Wie immer gilt aber, dass dies bloß Anregungen für Sie sind und diese Fragen Sie geradezu dazu auffordern sollen weiterzudenken.

Denken Sie an den nackten Baum   Ein Baum ist ein Baum. Die Natur interessiert nicht, ob Sie ihn schön finden oder gerne zu Brennholz verarbeiten würden (letzteres interessiert vielleicht den Baum selbst). Unsere Wahrnehmung besteht nicht nur aus der reinen Aufnahme durch unsere Sinne. Alles was wir wahrnehmen, wird verarbeitet und interpretiert, mit zusätzlichen Informationen versehen, und unsere Aufmerksamkeit richtet sich dann auf einen Aspekt, der für uns gerade am wichtigsten ist. Unsere Welt ist eine *Konstruktion* aus der wahrgenommenen Situation und der Interpretation aufgrund unserer Gefühle, unseres Wissens und unserer Einstellung. Wenn unsere Welt auf unserem Denken beruht, dann können wir dieses und damit unsere Welt auch ändern, wenn wir das möchten.

Was beeinflusst Ihr Bild von der Welt, und wie soll es aussehen?

Rülpsen macht schlau   Natürlich müssen Sie nicht wirklich rülpsen – es geht mehr um das Rülpsen als Symbol. Wenn Sie einen Rülpser hören, verarbeiten Sie nicht einfach das Geräusch. Sie haben gelernt, wie in unserer Gesellschaft Rülpsen bewertet wird, und dieses Geräusch löst in Ihnen eine Kaskade von Interpretation und Reaktion aus: Es ist unschicklich, und die Person wirkt auf Sie plötzlich abstoßend, Sie empfinden Abscheu und eventuell Ekel. Denken Sie daran, dass diese Reaktionen *erlernt* und geprägt sind! Wenn Sie sich künftig eher so verhalten möchten, wie es Ihnen richtig erscheint, dann fragen Sie sich, warum Sie eine Sache so oder so sehen. Wer könnte ein Interesse an Ihrer aktuellen Sichtweise haben, und wem geht es dabei nicht um Sie?

Wann verhalten Sie sich in Situationen nicht so, wie es Ihnen richtig erscheint, und warum?

Emanzipation ist nicht nur etwas für Frauen *Emanzipation* versteht man heute als Befreiung der Frau von der männlichen Vorherrschaft – was unbestreitbar richtig ist. Allerdings meint Emanzipation allgemein, dass wir uns aus Abhängigkeiten lösen. Unser Denken ist dabei vor allem von Interessen abhängig, die mit der Macht ausgestattet sind, Sie zu beeinflussen. Von politischen über wirtschaftliche bis hin zu persönlichen Interessen Ihrer Mitmenschen reicht die Bandbreite der Einflüsse auf Sie. Ein erster Schritt ist zu erkennen, wann Sie beeinflusst werden und warum das geschieht. Noch viel wichtiger ist aber die Frage, ob Sie sich davon lösen wollen und können. Nur wenn Sie selbst über sich bestimmen können und sich nicht abhängig von anderen Menschen entscheiden, haben Sie die Möglichkeit, etwas verändern zu können.

Wann orientieren Sie Ihre Meinung und Ihr Verhalten zu sehr an anderen Menschen, und was ist Ihre eigene Sicht auf diese Dinge?

Suchen Sie fliegende Äpfel Äpfel können nicht fliegen, weil die Schwerkraft ein Naturgesetz ist. Genauso wirken viele Dinge in unserem Denken auf uns wie ein Naturgesetz und lassen unsere Welt unveränderbar erscheinen: *soziale Konstruktionen, Internalisierung, Subjektivität, Erwartung, Selektivität, Generalisierungen, Komplexitätsreduktion* und *Maximierungsdenken.* Vieles ist allerdings nur „erfunden" und von uns aus guten Gründen vollkommen verinnerlicht worden – und schränkt dabei unser Denken unnötig ein. Nur wenn wir diese „künstlichen" Grenzen erkennen, haben wir die Möglichkeit, nicht eine vereinfachte und beschränkte Welt zu sehen, sondern ganz neue Möglichkeiten zu erkennen.

Welche scheinbaren Naturgesetze setzen Ihrer Welt künstliche Grenzen, und welche davon wollen Sie überwinden?

Setzen Sie sich eine neue Brille auf Auch wenn Sie kein Brillenträger sind, kann es sein, dass Ihr Blick getrübt und unscharf ist. Wenn man sich eine neue Brille kauft, merkt man erst, wie unscharf man mit der alten Brille gesehen hat. Diese Unschärfe hat sich natürlich mit der Zeit entwickelt, und irgendwann fällt sie gar nicht mehr auf. Aufgrund der vielen Einflüsse wird unser Denken mit der Zeit auch unscharf bzw. uns ist nicht mehr klar, was nun richtig ist und was nicht. So wie man eine neue Brille aufsetzt, muss man sich eine neue Sicht auf die Dinge zulegen – allerdings geht das nicht so schlagartig wie beim Optiker. Gehen Sie in die *Vogelperspektive* und hinterfragen Sie Ihre bisherige Sichtweise. So wie der Optiker erst herausfinden muss, welche Brillenstärke Sie benötigen, müssen Sie auch herausfinden, wie Ihre neue Sicht aussehen soll. Machen Sie sich bewusst, dass Sie wahrscheinlich eine vollkommen andere Sichtweise entwickeln müssen – dass Sie die Dinge anders sehen müssen. Dann kommen Sie mit der gleichen Welt viel besser aus und wissen auch genauer, wie Sie Ihre Welt gestalten wollen.

Welche alten Ansichten und Meinungen kommen Ihnen falsch vor, und wie sollen diese in Zukunft aussehen?

Ab auf den Hochstand Suchen Sie sich erst einmal einen *Rückzugspunkt*, von dem aus alles kontrollierbar ist! Erkennen Sie Ihre Jagdreviere, wo es Probleme gibt, aber auch die Schutzgebiete (Ihre *Ruhezonen*). Trainieren Sie, sich in Deckung zu begeben und auf Ihren Hochstand zu klettern. Beobachten Sie von Ihrem Hochstand die Situation und entdecken Sie die Probleme. Fassen Sie diese ganz konkret zu sich wiederholenden allgemeineren Dingen zusammen (Ihre Dämonen bzw. das Jagdwild). Überlegen Sie sich auch, wo sich Dinge aus einem Problembereich auf Ihre Ruhezonen auswirken. Machen Sie den Wechsel zwischen Ruhe und Problem ganz bewusst, z. B. indem Sie sich auf dem Heimweg von der Arbeit klar machen, dass Sie sich jetzt in einem Wohlfühlbereich bewegen. Analysieren Sie Ihre Problembereiche: Dort ist nicht alles schlecht, sondern nur einige Dinge! Genießen Sie dann das Gute, und lernen Sie, mit dem Schlechten neu umzugehen.

Wo sind Ihre Ruhezonen, und was genau ist in Problembereichen das Schlechte und was nicht?

FDH: „Friss die Hälfte" für den Kopf Misten Sie einmal aus und rennen Sie nicht allem hinterher. Finden Sie heraus, was für Sie *wichtig* ist und pfeifen Sie auf den Rest: Finden Sie Ihr Ding und lassen Sie den Rest den anderen. Sie haben jetzt drei Möglichkeiten, um Klarheit zu gewinnen: Erstens sollten Sie erkennen, was gut ist (in welcher Hinsicht auch immer), und das genießen. Zweitens sollten Sie bei „Schlechtem" genauer hinsehen und überlegen, ob das wirklich so schlecht ist (oder was daran gut und was schlecht ist), d. h., Sie sollten alles nochmal „mit anderen Augen sehen". Und drittens dürfen Sie auch etwas finden, was wirklich nicht so gut ist: Manche Sachen sollten für Sie unwichtig werden und sich von selbst erledigen, manches können Sie künftig einfach so akzeptieren (irgendwas ist immer), und manche Dinge können Sie ganz bewusst ändern.

Was wollen Sie und was nicht und warum: Weil es Ihnen um die Sache geht oder weil Sie etwas anderes dafür bekommen?

Ab in den Garten Wenn Sie bisher geglaubt haben, dass Sie nur das richtige Konzept finden müssen, um glücklich zu sein, dann gehen Sie den falschen Weg. So einfach kann man sich nicht ändern. Sie müssen Gewohnheiten verändern, und Gewohnheiten sind hartnäckig. Ebenso schwer ist es zunächst herauszufinden, wo es eigentlich hingehen soll. Wichtig dabei ist, dass man länger überlegen und bewusst suchen muss. Ein wichtiges Hilfsmittel ist das *Aufschreiben*: Es zwingt Sie zu Konkretheit und Klarheit und hilft Ihnen, sich Ihre Überlegungen in Erinnerung zu halten. Mit dem einfachen Trick, *einen Garten zu malen*, können Sie das sehr gezielt angehen. Dieser Garten stellt Ihre Oase in dieser unruhigen Welt dar. Überwinden Sie sich und fangen Sie an, Ihren Lebensentwurf greifbar zu machen. Machen Sie sich bewusst, dass Sie Ihr Leben pflegen müssen. Wie bei einem Garten geht das nicht auf einmal und ist auch nicht irgendwann beendet.

Wie soll Ihr Leben ganz konkret aussehen, und wie verhindern Sie, dass Sie irgendwann wieder in den gewohnten Trott verfallen?

Alles auf null Leider brauchen manche Dinge Zeit. Ihre ganze Persönlichkeit ist über viele Jahre hinweg entstanden und hat sich verfestigt. Sie sollten deswegen nicht erwarten, dass es „Klick" macht und dann alles anders ist. Es ist ein riesiger Erfolg, wenn Sie von diesem ganzen Buch nur eines mitgenommen haben: dass man auch anders denken kann. Haben Sie also Geduld und lassen Sie die Dinge sich entwickeln. Sie brauchen eine *Umgewöhnung*, die Sie aber mit den genannten Anregungen aktiv betreiben können. Eine erste Lektion wäre, zunächst alles auf null zu setzen: Momentan ist alles soweit in Ordnung – Sie haben jetzt erst einmal keine hohen Ansprüche an alles. Während Sie nachdenken, ordnen sich die Dinge und werden klarer. Wenn Sie jetzt aber feststellen, dass Sie eigentlich schon mit vielem zufrieden sein können, ist das der Grundstein dafür, die kleinen, schönen Dinge zu erkennen und sich die passenden Ziele zu setzen. Überlegen Sie sich, wie Sie mit einer neuen Denkweise Ihr Leben verbessern wollen. Die alten Versuche, die von den Illusionen unserer Gesellschaft geprägt sind, funktionieren nicht.

Können Sie erst einmal mit allem soweit zufrieden sein, und wie sieht Ihr eigener, neuer, entspannter Weg aus?

Rein in den geistigen Trainingsanzug Sie müssen sich nicht nur insgesamt stark umgewöhnen, Sie müssen sich auch an das Umgewöhnen gewöhnen. Ziehen Sie sich Ihren geistigen Trainingsanzug an und legen Sie los. Von allein wird sich wahrscheinlich wenig ändern – also müssen Sie sich etwas vornehmen. Suchen Sie sich etwas aus und testen Sie es. Geben Sie nicht gleich auf, trainieren Sie! Wenn es nicht passt, probieren Sie etwas anderes aus, aber überlegen Sie sich, was nicht funktioniert hat. Das ganze Buch ist voller Übungen, die Sie machen können. Beim Ausprobieren können Sie auch etwas lernen. Fangen Sie ruhig mit etwas Einfachem an und finden Sie heraus, was Ihnen schnell guttut. Machen Sie eher mehrere leichte Übungen – um Erfahrung zu sammeln und zu probieren – und heben Sie sich die großen Brocken für später auf. Mein Tipp: *Achtsamkeit schulen* und als Erstes immer *nach Positivem suchen*. Aber es ist Ihre Wahl!

Wie gehen Sie Ihre Veränderungen ganz konkret an, und wie vermeiden Sie es zu schnell aufzugeben?

Keine Allheilmittel Es gibt sehr viele Konzepte, Philosophien oder Weltanschauungen, die um Ihre Aufmerksamkeit buhlen, Ihnen die Lösung für Ihre Probleme versprechen und Sie als Anhänger gewinnen wollen. Darunter kann definitiv etwas für Sie dabei sein. Aber es gibt nicht die *eine* Lösung und den *einen* Ansatz. Eventuell ist gar nichts für Sie dabei oder sogar mehreres. Aber machen Sie sich nicht zum Extremisten! Wählen Sie Ihre Konzepte aus und bestimmen Sie selbst, wie es genau aussehen soll. Lassen Sie sich in nichts hineinziehen – bleiben Sie kritisch. Wenn

Sie Konzepte ausprobieren und sie Ihnen gefallen und Ihnen guttun, dann gibt es daran nichts zu rütteln. In den letzten Abschnitten habe ich Ihnen viele konkrete Dinge vorgestellt, die Sie ausprobieren können. Meine Vorschläge sind mehr allgemeiner Natur und psychologisch ausgerichtet. Sie sollen frei von Bewertungen und Ideologien und generell für die meisten geeignet sein – wenn auch nicht alle für jeden. Wenn Sie sich aber weiter nach ganz anderen Konzepten umschauen, sich einen Einblick verschaffen und sich Gedanken darüber machen, dann profitieren Sie automatisch nebenher davon. Alles sind *Anregungen zum Nachdenken*, die neue Fragen aufwerfen, die Sie für sich beantworten können. Dabei lernen Sie immer mehr über sich und erweitern Ihren Horizont.

Wie können Sie sich selbst weiterentwickeln?

Mein Fazit
Es geht darum einen Weg zu Seelenruhe zu finden und diese Suche geht über die Unterordnung des Verstandes unter das Herz.

Und was ist Ihr Fazit?

Literatur zur Vertiefung

1. Friedlmeier, W. [Hrsg.] (2013): Emotionale Entwicklung: Funktion, Regulation und soziokultureller Kontext von Emotionen, Springer VS, Wiesbaden
2. Mayer, J.; Hermann, H.-D. (2011): Mentales Training: Grundlagen und Anwendung in Sport, Rehabilitation, Arbeit und

Wirtschaft. 2., vollständig überarbeitete Auflage, Springer, Berlin, Heidelberg

3. Watzlawick, P. (2013): Anleitung zum Unglücklichsein. Taschenbuch-Sonderausgabe, Piper, München, Zürich

Index

Printed in the United States
By Bookmasters